AF401856

MONOGRAPHIE

DU

RHUMATISME.

IMPRIMERIE DE E. CHAIGNET, A RAMBOUILLET.

MONOGRAPHIE

DU

RHUMATISME,

OU

ÉTUDES NOUVELLES

DES AFFECTIONS RHUMATISMALES

RÉCENTES, INVÉTÉRÉES, EXTERNES ET INTERNES,

CONTENANT

Des Méthodes de guérison simplifiées, applicables suivant l'espèce du rhumatisme et la différence du tempérament;

PAR M. DURINGE,

Docteur en Médecine et en Chirurgie de l'Université de Goëttingue, etc., etc.; Auteur de la *Monographie de la Goutte*, etc.

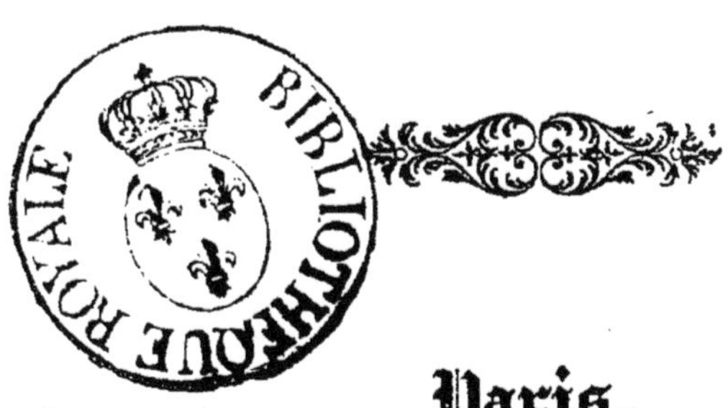

Paris,

CHEZ TOUS LES LIBRAIRES,

ET CHEZ L'AUTEUR, RUE SAINT-HONORÉ, Nº 389.

1830.

souvent d'une affection rhumatismale que de toute autre cause.

Si l'on veut se borner à ne prendre en considération que le rhumatisme chronique dans ses formes ordinaires, je demande s'il est une maladie plus fréquente, s'il en est une qui cause des tourmens plus cruels et plus opiniâtres? Cependant trop souvent le rhumatisme chronique est un écueil contre lequel se brisent les efforts de l'art, et en général les difficultés qui s'opposent à sa guérison sont si nombreuses et si graves, que la routine la regarde d'ordinaire comme impossible.

Les diverses considérations présentées ci-dessus m'ont décidé à publier le présent ouvrage, que je soumets avec confiance au jugement de mes honorables confrères.

MONOGRAPHIE

DU

RHUMATISME.

INTRODUCTION.

PRÉFACE.

Dans mes recherches sur la nature et le traitement de la goutte, j'ai été à même de faire
des observations sur le rhumatisme, à cause du
rapport qui existe entre ces deux maladies.
Toutes deux affectent le même système, car
toutes deux proviennent d'une altération de la
vie végétative de l'organisme. A la vérité l'origine de la goutte véritable diffère d'ordinaire
essentiellement de celle du rhumatisme véritable : celui-ci naît dans l'organe cutané, celle-là
prend sa source dans les organes de la digestion ;
la véritable goutte est le résultat d'une altération des fonctions assimilatrices et reproducti-
ves, tandis que le rhumatisme provient d'un
dérangement des fonctions excrétoires. Malgré
cette différence il est facile de nous expliquer la
grande ressemblance que nous remarquons sou-

vent entre les affections rhumatismales et goutteuses. Lorsque, par suite d'une digestion imparfaite et d'une assimilation vicieuse des substances nutritives, la composition du sang et des
humeurs s'altère, ce vice du sang pouvant influer sur la reproduction, et par conséquent sur
les fonctions de toutes les parties du corps, il
n'est point étonnant qu'il puisse en résulter une
altération des diverses sécrétions et excrétions,
notamment de l'excrétion cutanée : voilà pourquoi le vice goutteux produit souvent des symptômes et des accidens si semblables à ceux qui
caractérisent le rhumatisme. D'un autre côté on
conçoit facilement que la rétention d'une matière destinée à être expulsée par les pores de la
peau, peut, surtout à la longue, altérer la composition du sang et des humeurs, et successivement les fonctions assimilatrices et reproduc-
tives : voilà pourquoi le rhumatisme, surtout
lorsqu'il a duré long-temps, peut causer des accidens et acquérir un caractère semblables à
ceux de la goutte. En général, s'il est vrai que la
goutte et le rhumatisme ne sont pas précisément

une seule et même maladie , il est vrai aussi que tous deux sont des affections appartenant à la même famille , qu'elles se confondent souvent plus ou moins , que leur traitement se ressemble plus ou moins , et qu'ainsi elles ne peuvent être entièrement séparées ni dans la théorie, ni surtout dans la pratique.

Je me suis d'autant plus attaché à l'étude du rhumatisme que de bonne heure la pratique m'en a démontré la haute importance. De toutes les causes qui altèrent la santé de l'homme et abrègent ses jours, les affections rhumatismales sont sans contredit les plus fréquentes et les plus funestes. En effet l'expérience nous démontre chaque jour que le dérangement des fonctions de la peau est la source primitive de la plupart des maladies, soit aiguës, soit chroniques, non seulement des parties externes, mais aussi des organes internes.

Très souvent ce dérangement ne s'annonce d'abord par aucun symptôme de maladie , ou ne se déclare que par de légers symptômes que le malade n'apprécie point suffisamment, et qui peuvent même échapper à l'observation du médecin. Insensiblement, et souvent après de longues années, ce germe, caché ou négligé, peut produire les maladies les plus diverses. De telles affections, résultant d'une altération des fonctions cutanées, résistent souvent à tous les efforts de l'art, uniquement parce que leur véritable origine est entièrement inconnue, et que le vice primitif, l'unique source du mal, n'est point combattu : témoin cette foule de maladies de toutes les espèces qui, après s'être montrées rebelles à tous les traitemens, ne cèdent enfin qu'aux moyens propres à rétablir l'énergie et la régularité des fonctions cutanées.

Dans d'autres cas, les maladies provenant d'une cause rhumatismale sont incurables et deviennent mortelles, parce qu'ayant été négligées ou mal traitées dans le principe, elles ont eu le temps de dégénérer et de causer insensiblement des ravages irréparables : témoins entre autres les maladies de poitrine, si fréquentes et si meurtrières, qui proviennent infiniment plus

MONOGRAPHIE

DU

RHUMATISME.

INTRODUCTION.

Une condition indispensable du développement de la vie, est *la communication réciproque et non interrompue entre l'organisme et la nature extérieure.*

La nature agit non – seulement sur le corps humain par l'intermédiaire des différens fluides qui se trouvent dans l'atmosphère, tels que le calorique, le fluide électrique, etc., mais elle lui fournit aussi la matière qui, en devenant substance organique, s'identifie avec lui et sert à la réparation et à la reproduction de toutes ses parties.

Le corps, de son côté, ne reçoit point d'une manière passive et inerte les impressions de la nature, mais il réagit incessamment sur elle. La vie ne se manifeste que dans une espèce de

1

conflit continuel, dans lequel l'organisme constitue et maintient son mode d'existence contre la tendance de la nature extérieure. Quelques considérations suffisent pour le prouver.

§. La vie de l'organisme se manifeste sous trois formes fondamentales : *la sensibilité, l'irritabilité et la végétation*. C'est dans *la sensibilité, caractère distinctif du système nerveux*, que se montre de préférence l'action de la nature extérieure sur l'organisme. Néanmoins les nerfs, dont la fonction la plus apparente est de recevoir les impressions des corps et de les transmettre au cerveau, sont essentiellement actifs dans cette opération. En effet, pendant le sommeil aucun sens n'est affecté par les objets qui nous environnent; la vue, l'odorat, l'ouïe, le toucher et le goût, sont pour ainsi dire devenus inaccessibles à toute action extérieure. Dans l'état de veille les impressions qui nous viennent du dehors sont d'autant plus vives que nous appliquons nos sens davantage, et que, par conséquent, nous donnons plus d'intensité à leur réaction. Tous ces phénomènes nous démontrent que, sans la réaction des nerfs, l'action des corps étrangers ne pourrait produire sur eux aucun effet.

Il en est de même dans *l'irritabilité qui caractérise particulièrement les systèmes sanguin et musculaire*. Toutefois il faut remarquer que c'est dans ce système que se manifeste de préfé-rence la réaction de l'organisme sur la nature extérieure, la principale et la plus apparente fonction des vaisseaux, muscles, etc., étant de s'opposer à la tendance des corps étrangers, de les subjuguer, de les modifier et de les faire servir aux besoins de notre corps, ou de les rendre propres à être expulsés.

En examinant le *caractère distinctif du sys-tème végétatif*, nous remarquons de même une communication continuelle entre ses organes et la nature. Les organes reçoivent sans cesse les substances devant servir à la réparation et la re-production du corps; sans cesse ils rendent à la nature des matières destinées à être expulsées. Un échange perpétuel de la matière entre l'orga-nisme et la nature extérieure, est donc un des prin-cipaux phénomènes qui caractérisent la vie végéta-tive : recevoir des substances alimentaires, les éla-borer et les employer à la nutrition de tous les or-ganes, rendre à la nature les élémens de ces subs-tances qui sont incompatibles avec l'organisme, voilà le cercle des fonctions végétatives. Comme la maladie dont je vais m'occuper tire son origine d'une altération du système végétatif, il ne sera pas hors de propos de présenter ici quelques considérations sur sa haute importance. En effet, la vie végétative est la source de toute formation, de toute production matérielle ; c'est d'elle, par conséquent, que dépend la vie animale elle-même, en tant que les fonctions supérieures de la vie sensible et irritable ne peuvent se manifester que moyennant des organes matériels, tels que les nerfs, les vaisseaux, les muscles, etc. Il s'ensuit que la vie végétative est la source primitive et perpétuelle de tous les organes, quoique les phénomènes qui la caractérisent ne prédominent que dans les organes appartenant de préférence au système végétatif. Aucune fonction ne pourrait se faire si les organes spécialement chargés des fonctions nutritives, ne recevaient continuellement des substances alimentaires ; de même l'organisme ne saurait subsister sans l'action perpétuelle des organes chargés d'expulser les matières qui ne peuvent plus servir à la nutrition du corps.

Les organes du système végétatif particulièrement affectés à la nutrition, sont ceux qui reçoivent les substances alimentaires, qui les élaborent et les assimilent, c'est-à-dire qui les identifient avec les substances organiques pour les rendre propres à la réparation et la reproduction de toutes les parties du corps. Les principaux d'entre ces organes sont, d'un côté, les *voies de la respiration*, la trachée-artère, les bronches, le poumon, etc.; ils assimilent avec le sang les principes vivifians de l'air : d'un autre côté, *les voies de la digestion*, l'estomac, le canal intestinal et les organes attenans; ils servent à assimiler les substances alimentaires pour en former le sang.

Parmi les organes essentiellement destinés à excréter et expulser les matières qui ne servent plus à la nutrition, les plus importans sont les organes *urinaire et cutané*.

§. On ne saurait concevoir la possibilité de l'existence d'un organisme qui ne ferait que recevoir et assimiler, sans excréter et expulser. Un tel corps serait un gouffre où s'abîmerait à la fin toute la nature. D'un autre côté, un corps qui ne ferait qu'excréter sans assimiler, ne pourrait subsister, parce qu'il se dissoudrait et se détruirait lui-même.

De ce que je viens de dire il s'ensuit que la *réception et l'expulsion*, ou, si l'on aime mieux, l'assimilation et l'excrétion, sont les fonctions les plus importantes de la vie végétative; quoique en apparence elles se trouvent en opposition directe, elles sont au fond si étroitement unies, que l'une ne saurait exister sans l'autre ; toutes deux concourent au même but, qui est la conservation et l'intégrité de la vie ; et leur concours mutuel est tellement nécessaire, que si l'une ou l'autre venait à cesser, la destruction de tout l'organisme serait inévitable.

§. *L'assimilation* doit constamment avoir un *degré d'activité proportionné à l'activité de l'excrétion*, pour que la vie puisse se manifester dans sa parfaite harmonie ; si l'une ou l'autre de ces fonctions s'affaiblit ou s'exalte outre mesure, la proportion qui doit exister entre elles se perd, et la vie de l'organisme peut être plus ou moins troublée ou compromise.

Cependant je fais observer que ce serait une erreur de croire que la mesure de la force assimilatrice et excrétoire, et l'équilibre nécessaire entre ces deux fonctions, soient tellement fixes et invariables, que la moindre déviation doive nécessairement et immédiatement entraîner des suites fâcheuses. L'énergie de l'assimilation et de l'excrétion peut varier sans occasionner une maladie ; mais les limites entre lesquelles cette variation peut avoir lieu sans devenir funeste, sont plus ou moins étroites selon la nature particulière de l'organisme, l'époque de son développement, etc. Ce n'est que lorsque la déviation

passe les bornes prescrites qu'il y a commencement de maladie.

De même il est à remarquer que, dans la
plupart des cas, cette déviation ne s'annonce
pas dès le principe par des indices perceptibles
à la sensibilité de l'individu; ordinairement les
dérangemens qui en résultent sont si légers dans
le commencement, que ni la vie de l'organisme, ni même celle de l'organe primitivement
affecté, n'en sont aucunement troublées. Ce n'est
que par degrés qu'ils acquièrent plus d'intensité
et d'extension, et qu'enfin les fonctions elles-
mêmes se troublent. De cette manière il se passe
souvent des mois et des années sans que la maladie se déclare par des symptômes très mani-
festes; il peut même arriver qu'une maladie, au
moment qu'elle se fait sentir, soit déjà intense
et même dangereuse. Ceci nous prouve combien
il importe que le praticien possède une péné-
tration profonde et rapide, et celte étendue et
finesse de discernement si nécessaires pour découvrir l'origine et les premières traces des maladies. De cette découverte dépend souvent la
possibilité de la guérison, par conséquent le
bonheur et la vie même des malades.

§. Le dérangement de l'équilibre entre l'activité
assimilatrice et l'activité excrétoire peut devenir

une source de maladies. Examinons maintenant la nature et le caractère des affections qui peuvent en résulter.

Une *assimilation excessive* peut produire une surabondance de sucs nutritifs, de sang et d'humeurs; il en résulte aussi quelquefois un vice de la reproduction qui se caractérise tantôt par l'accroissement démesuré de certaines parties, tantôt par la formation de substances abnormes, parasites, etc. Très souvent l'assimilation, quoique excessive quant à la quantité, est imparfaite et vicieuse quant à la qualité des matières assimilées ; dans ce cas les substances nutritives reçues en trop grande quantité sont imparfaitement élaborées, et n'ont point acquis les qualités nécessaires pour pouvoir s'identifier avec la substance organique, ce qui peut donner lieu à une composition vicieuse du sang et des humeurs. Les divers vices provenant de la prédominance de l'assimilation, caractérisent un grand nombre de maladies.

Lorsque l'assimilation *n'a point le degré d'énergie nécessaire*, il en résulte une nutrition imparfaite, l'amaigrissement, la faiblesse, la consomption. Le même dérangement peut également produire divers vices dans le mélange du sang et des humeurs, par suite du défaut d'action des organes assimilateurs sur les substances alimentaires. Ces causes produisent le marasme, l'atrophie, la fièvre lente, et beaucoup d'autres formes de maladies.

Lorsque c'est *l'activité excrétoire qui prédomine*, l'organisme expulsant plus qu'il ne reçoit, n'est point convenablement réparé, les forces s'affaiblissent, les fonctions s'altèrent, la vie s'éteint. Parmi les maladies occasionnées par ce dérangement, on compte le diabétès, les transpirations profuses, diverses espèces de blennorrhées et de phthisies.

Si, au contraire, *l'activité excrétoire se ralentit* outre mesure, il arrive souvent que des substances destinées à être expulsées, et qui par conséquent sont plus ou moins nuisibles, séjournent dans les vaisseaux et autres parties du corps. La présence de ces matières hétérogènes peut influer sur tout l'organisme de la manière la plus diverse; elle peut produire des irritations, des acrimonies, des épanchemens et beaucoup d'autres effets. Parmi les formes de maladies occasionnées par ce dérangement, les plus importantes sont l'hydropisie et le *rhumatisme*.

DES FONCTIONS DE LA PEAU.

Nous avons vu que la *vie végétative* est la source de la formation et de la reproduction perpétuelle de la substance organique de toutes les parties du corps. Cette reproduction elle-même s'effectue par une *assimilation et excrétion perpétuelles;* chaque partie reçoit continuellement la quantité nécessaire de sucs nutritifs et réparateurs; elle se les assimile, c'est-à-dire, elle les convertit en sa substance propre. Simultanément avec la formation des substances solides, il s'opère une fluidification. La matière devenue liquide est appelée *excrétion* lorsqu'elle est immédiatement expulsée au dehors; elle est appelée *sécrétion,* lorsque dans l'intérieur même de l'organisme elle est employée à divers buts; on appelle sang veineux, lymphe, etc., la sécrétion qui est ramenée dans la circulation du sang et des humeurs. Cependant quelles que soient la nature et la destination de cette liqueur, elle ne peut être regardée que comme une véritable excrétion de la partie d'où elle tire son origine.

Ainsi partout dans l'organisme il y a végétation, et partout où il y a végétation il y a assimilation et excrétion. Mais il y a un système d'organes dans lequel la vie végétative est le phénomène prédominant, et dans ce système même il se trouve une série d'organes plus particulièrement chargés de recevoir et d'assimiler, et d'autres plus particulièrement destinés à excréter et expulser. C'est là le rapport réciproque entre le canal intestinal et les organes attenans d'un côté, et les organes urinaire et cutané d'un autre côté. Dans ce sens on peut dire que le canal intestinal effectue pour tout l'organisme la première et principale assimilation, et que les organes urinaire et cutané effectuent pour tout l'organisme la dernière et principale excrétion. D'après cela il est aisé de concevoir de quelle importance doit être pour l'organisme l'intégrité des fonctions des organes de l'assimilation et de l'excrétion. Le but du présent ouvrage exige que nous examinions de préférence *les fonctions de la peau.*

§. Cet examen nous présente diverses particularités que nous ne devons point perdre de vue. La peau est celui de tous les organes qui se trouve dans la communication *la plus directe et la plus immédiate avec la nature extérieure;* l'air atmosphérique exerce sur elle une influence que rien ne peut empêcher ni même modifier. Le froid et la chaleur, l'humidité et la sécheresse, les variations qui peuvent survenir dans la pesanteur et la température de l'air, ainsi que dans les proportions respectives des principes qui le composent, les variations de l'électricité, etc., agissent sur nos corps sans qu'il nous soit possible de nous soustraire à l'action de ces diverses causes, quoique nous puissions jusqu'à un certain point l'affaiblir. Ceci nous explique pourquoi un si grand nombre de maladies tirent leur origine d'un dérangement de l'organe cutané, ou en reçoivent des modifications plus ou moins importantes.

§. Cet organe étant le *siége du toucher*, l'action nerveuse doit s'y trouver développée d'une façon particulière, et par conséquent il doit exister une liaison intime entre les nerfs de la peau et tout le système nerveux, notamment avec le cerveau qui en est le centre. Cette liaison des nerfs de la peau avec le système nerveux est une nouvelle preuve de la haute importance de l'organe cutané; elle nous explique non-seulement pourquoi les maladies causées par une altération des fonctions cutanées sont souvent si graves et si dangereuses, mais aussi pourquoi ces dérangemens peuvent exercer une influence si diverse et si puissante sur la vie de tous les organes et de tous les systèmes.

§. L'influence de l'atmosphère ne se borne point à un simple contact, la peau absorbe continuellement une partie de l'air qui nous entoure, ainsi que des diverses substances qui peuvent s'y trouver en état de dissolution ; cette partie absorbée ne conserve point ses qualités primitives, mais elle est changée et incorporée avec les parties fluides et solides de l'organisme, par conséquent elle est réellement assimilée. Ce qui démontre *l'action assimilatrice de la peau*, c'est que nous parvenons, au moyen des frictions, à introduire dans l'organisme toutes sortes de substances alimentaires et médicamenteuses, pourvu que nous ayons soin de leur donner une forme convenable. Cette fonction assimilatrice de la peau doit puissamment influer sur l'organisme, non-seulement parce qu'elle s'opère continuellement, mais aussi parce que les substances les plus diverses, favorables ou nuisibles, agissent de cette manière sur l'organe cutané, et successivement sur tous les autres organes et systèmes.

§. Mais de toutes les fonctions de la peau, la plus importante est son *action excrétoire*. De même que le canal intestinal est le plus actif de tous les organes assimilateurs, de même la peau est le plus énergique de tous les organes destinés à excréter et à expulser. Si nous comparons les quantités des substances expulsées par les diverses voies excrétoires, nous pouvons aisément nous convaincre que l'excrétion effectuée par l'organe cutané, est infiniment plus abondante que celle qui est opérée par tous les autres organes excrétoires. Il s'ensuit que la fonction excrétoire de la peau forme le contre-poids le plus puissant à l'assimilation. La peau excrète la plus grande partie des substances destinées à être expulsées, non seulement celles qui sont le résultat de la formation et reproduction perpétuelle des organes, mais encore les matières hétérogènes qui, introduites dans notre corps d'une manière quelconque, sont parvenues dans la circulation des humeurs.

Ordinairement les substances destinées à être expulsées par l'organe cutané sont exhalées en forme de vapeurs ; alors l'excrétion cutanée est appelée *perspiration insensible*. Lorsque, au contraire, les substances excrétées paraissent sous une forme liquide, elle s'appelle *transpira-*

tion. Le premier de ces modes d'excrétion est, ainsi que je l'ai dit, le plus ordinaire et le plus naturel. Je ne parle point des cas où l'excrétion cutanée se manifeste sous la forme de boutons, pustules, éruptions, etc. Ce mode d'excrétion n'étant point naturel, mais provenant de diverses altérations des parties fluides et solides, notre but n'exige point de nous en occuper.

§. Examinons maintenant les *conditions nécessaires* pour que la *fonction de la peau* se maintienne dans *l'état d'intégrité parfaite*.

La vie de l'organisme se manifeste, comme je l'ai dit plus haut, sous trois formes fondamentales, la sensibilité, l'irritabilité et la végétation, représentées par les systèmes nerveux, sanguin et végétatif. L'action de ces trois systèmes se manifeste dans chaque organe ; une proportion particulière entre l'action nerveuse, sanguine et végétative, est ce qui constitue la nature particulière de chaque organe. Pour que les fonctions d'un organe quelconque se maintiennent dans toute leur intégrité, il faut que l'action nerveuse, sanguine et végétative, y conserve le degré nécessaire d'activité et d'énergie, et se maintienne dans l'équilibre qu'exige la nature de l'organe.

Ce principe doit être appliqué dans toute sa

rigueur à l'organe cutané. Lorsqu'une des conditions que nous venons d'énumérer manque, la perspiration et la transpiration peuvent plus ou moins s'altérer ; cette altération peut donc avoir lieu :

1º Lorsque *l'action des nerfs* qui se ramifient dans toute l'étendue de cet organe, dévie du degré nécessaire d'activité et d'énergie, et que par suite de cette déviation, la sensibilité de ces nerfs s'augmente ou s'affaiblit outre mesure.

Dans le premier cas, la nature extérieure manifeste une influence trop active sur l'organe cutané, les impressions y produisent des réactions trop fortes, et par conséquent capables de troubler la régularité et l'intégrité des fonctions. Cette exaltation de la sensibilité des nerfs peut déjà, par elle-même, et abstraction faite des impressions venant du dehors, devenir une source de dérangemens, parce qu'elle trouble l'équilibre relatif qui doit exister entre l'action nerveuse, irritable et végétative.

Lorsqu'au contraire la sensibilité des nerfs de la peau s'affaiblit à l'excès, alors l'organe n'est plus suffisamment stimulé, ni par les impressions de la nature extérieure, ni par celles venant de l'organisme lui-même. Les réactions deviennent plus faibles dans les mêmes proportions, toute la vie de l'organe perd en activité et en énergie. On comprend aisément qu'un tel ralentissement des manifestations vitales de l'organe, doit déranger l'intégrité et la régularité de ses fonctions.

2° Les fonctions de l'organe cutané peuvent également se troubler lorsque *l'action des vaisseaux sanguins* dévie d'une manière quelconque du degré naturel et convenable d'activité et d'énergie. Ce dérangement se manifeste quelquefois dans les artères, d'autres fois dans les veines, et souvent dans les unes et dans les autres à-la-fois. Les artères sont destinées à conduire le sang qui sert à la réparation et la reproduction de la substance organique. Les veines, au contraire, ramènent au cœur et au poumon le sang qui a déjà servi à l'alimentation des organes.

Lorsque l'activité et l'énergie des artères augmentent d'une manière trop sensible, alors la peau reçoit plus de sucs nutritifs qu'elle n'en peut consommer, toute la vie de l'organe manifeste une exaltation qui, seule et par elle-même, peut produire les dérangemens les plus divers de ses fonctions. Les maladies qui en résultent se caractérisent principalement par les symptômes de congestion, d'irritation, d'inflammation, etc.

Lorsqu'au contraire le système artériel n'a point

l'énergie nécessaire, alors la vie de l'organe cutané, et par conséquent toutes ses fonctions, manifestent un ralentissement et une faiblesse qui peuvent devenir la cause d'un grand nombre de maladies.

La trop grande augmentation de l'activité des veines peut également troubler l'équilibre et les fonctions de l'organe cutané. Les maladies qui en résultent se caractérisent par les symptômes d'une irritation locale, et ceux d'une congestion dans des parties internes.

Une diminution excessive de l'énergie des veines est cause que le sang, destiné à être reconduit au cœur, s'arrête trop long-temps dans l'organe cutané; il peut même tout-à-fait s'y engorger, y produire des stagnations, obstructions, etc., et par suite les dérangemens les plus divers des fonctions de la peau.

3o La perspiration et la transpiration peuvent s'altérer aussi lorsque la *vie végétative* acquiert trop d'activité et d'énergie, ou se ralentit outre mesure.

La reproduction perpétuelle de l'organe cutané, l'assimilation et l'excrétion qui en sont les phénomènes absolument inséparables, doivent exercer la plus grande influence sur toutes les manifestations vitales; il est donc clair que l'ac-

tivité et l'énergie avec lesquelles s'effectue la reproduction de la peau, doivent puissamment influer sur toutes ses fonctions, notamment sur la
perspiration et la transpiration.

Une reproduction trop énergique occasionne
une exaltation des manifestations vitales de la
peau, et ce seul dérangement de l'équilibre peut
en altérer les fonctions et causer des maladies,
le plus souvent caractér sées par les symptômes
d'irritation, de formation surabondante, etc.

Lorsque l'activité et l'énergie de la reproduction s'affaiblissent outre mesure, les fonctions de
l'organe manifestent la même faiblesse et inaction, ce qui peut donner lieu à des maladies très
diverses.

Remarquons, en passant, que la vie végétative
de l'organe cutané peut également s'altérer d'une
manière spécifique et qualitative, ce qui produit
des maladies d'une qualité particulière, par
exemple les dartres, la gale, etc.

§. L'énergie et la régularité des fonctions cutanées dépendent de l'état normal des *vaisseaux
lymphatiques et exhalans*; les premiers charrient
la lymphe résultant de la reproduction perpétuelle de la peau, ou des substances que cet
organe reçoit et assimile : les vaisseaux exhalans
conduisent au dehors les matières destinées à être

expulsées; ce sont les ouvertures de ces vaisseaux que nous appelons les pores.

L'énergie excessive des vaisseaux lymphatiques de la peau, en produisant une trop grande tension de leurs membranes, peut occasionner une irritation et inflammation de ses parties, et, par conséquent, déranger, gêner ou empêcher la circulation de la lymphe.

Lorsqu'au contraire les vaisseaux lymphatiques n'ont point une activité suffisante, que les membranes de ces organes se relâchent, alors la lymphe, en s'arrêtant dans les vaisseaux, peut s'épaissir, devenir tenace, visqueuse, produire des engorgemens, obstructions, etc.

Il en est de même des vaisseaux exhalans; l'exaltation de leur énergie et de leur activité peut produire une tension, contraction, irritation et inflammation de ces parties.

La cause contraire occasionne un ralentissement des excrétions; de sorte que les substances destinées à être expulsées ne s'évaporent point, ou ne s'évaporent qu'imparfaitement; elles peuvent s'engorger, acquérir de l'acrimonie, et de cette manière occasionner les altérations les plus diverses des fonctions de la peau et d'autres organes.

§. Les dérangemens que je viens d'indiquer ne

sont pas toujours exclusivement occasionnés par des influences agissant *immédiatement* sur l'organe cutané, mais ils peuvent aussi avoir *leur source dans tout autre organe*. Ce phénomène s'explique par *les rapports de sympathie et d'antagonisme* qui existent entre tous les systèmes et organes du corps. De là vient qu'un vice quelconque, soit des parties solides, soit des humeurs, peut se communiquer à l'organe cutané, et de cette manière en troubler les fonctions, notamment celles de la perspiration et de la transpiration.

L'excessive sensibilité, ou l'état de torpeur du système nerveux, la trop grande tension ou le relâchement des vaisseaux sanguins et lymphatiques, la trop grande élasticité ou le relâchement de la fibre en général, etc., peuvent s'étendre jusqu'aux nerfs, aux vaisseaux, au tissu même de l'organe cutané.

La viscosité excessive ainsi que la trop grande fluidité, l'espèce de dissolution du sang, de la lymphe et des humeurs en général, que nous remarquons dans diverses maladies, influent également de la manière la plus sensible sur l'énergie du système cutané. L'acrimonie, la composition vicieuse du sang, qui caractérisent certaines maladies, dont le siége primitif n'est nullement dans la peau, n'en altèrent pas moins la reproduction et toutes les fonctions. Cela ne doit point nous étonner, le sang servant continuellement à la nutrition et à la réparation de la substance de la peau.

§. Lorsque par une cause quelconque, externe ou interne, l'excrétion cutanée a été affaiblie ou même entièrement supprimée, le dérangement *d'une fonction si importante peut produire les effets les plus divers*, soit dans la peau elle-même, soit dans les autres organes et systèmes du corps. Toute substance destinée à être expulsée, doit être regardée comme un corps devenu inutile et étranger à l'organisme. Lorsqu'une telle substance est retenue dans une voie quelconque, il peut en résulter des suites plus ou moins fâcheuses. C'est ce qui arrive lorsque, par exemple, la matière perspirable, destinée à être excrétée par la peau, y est retenue. Ces suites sont dues en partie à l'effet purement mécanique de cette substance, ou à son âcreté et à ses qualités chimiques plus ou moins nuisibles; en partie elles proviennent du dérangement que cet état produit dans l'équilibre qui doit exister entre les fonctions de tous les organes.

Les effets résultant de la diminution ou de la suppression de l'excrétion cutanée, se manifestent tantôt dans les vaisseaux exhalans, lymphatiques et sanguins de la peau, tantôt dans les nerfs de cet organe, tantôt dans sa substance même.

Dans les vaisseaux exhalans, la rétention de la matière perspirable peut occasionner une tension et contraction, un *vrai spasme*, qui devient un nouvel obstacle à la libre fonction de la peau. Quelquefois la matière retenue s'arrête dans ces vaisseaux, s'y épaissit et les obstrue.

Lorsqu'elle se porte sur les vaisseaux lymphatiques, elle peut y causer une irritation qui gêne plus ou moins la circulation de la lymphe, et qui dégénère quelquefois en véritable inflammation, en engorgemens, en dépôts, etc.

Dans les vaisseaux sanguins, artères ou veines, surtout dans leurs systèmes capillaires, la rétention de la matière perspirable produit également les symptômes d'irritation et d'inflammation, oppose un obstacle plus ou moins grand à la circulation du sang, et y donne également lieu à des engorgemens et des dépôts.

Des irritations violentes, des douleurs qui deviennent souvent insoutenables, se manifestent fréquemment lorsque la matière retenue se porte sur les nerfs; des épanchemens et des engorgemens peuvent se former dans les enveloppes ou

dans le tissu même de ces parties : c'est là l'origine d'un grand nombre de maladies les plus
cruelles et les plus opiniâtres, par exemple, de
diverses espèces de *sciatique*.

Dans le tissu cellulaire, qui est, à proprement
parler, le parenchyme de la peau, la suppression
de la perspiration et de la transpiration occasionne
des irritations, inflammations, suppurations, des
engorgemens et des dépôts.

Le dérangement des fonctions de l'organe cutané produit presque toujours à la longue un *relâchement de la peau*, et surtout de la partie sur
laquelle la matière retenue se porte de préférence.
Ce relâchement est dû tantôt aux irritations réitérées que cette matière occasionne, tantôt à une
tension, une dilatation purement mécanique
qu'elle produit en se déposant et s'engorgeant
dans une partie quelconque, dans un nerf, un
vaisseau, ou dans le tissu cellulaire de la peau.
Il est clair que ce relâchement doit altérer de
plus en plus l'énergie et la régularité de la transpiration.

§. De même que les dérangemens des autres
organes et systèmes peuvent produire des effets
nuisibles dans l'organe cutané, de même le trouble survenu dans les fonctions de la peau peut
s'étendre sur les autres organes et systèmes. La

matière perspirable, absorbée par les vaisseaux lymphatiques et sanguins, peut, à la longue, produire une viscosité, et même une composition vicieuse du sang et des humeurs. Cela arrive d'autant plus facilement que la matière retenue acquiert plus d'acrimonie et des qualités plus nuisibles, soit par une longue stagnation, soit par d'autres circonstances tenant au tempérament du malade, à sa manière de vivre, etc. Tout l'organisme se ressent quelquefois du dérangement de l'excrétion cutanée, et les maladies *les plus diverses et les plus graves* peuvent en résulter dans *tous les organes et systèmes.*

§. La part que le dérangement de la fonction de la peau peut avoir à l'origine et au développement d'un grand nombre de maladies dans les autres organes et systèmes du corps, n'est point *uniquement due à l'effet matériel* que la suppression de la transpiration produit dans la masse du sang et des humeurs. Ce qui peut, en outre, y contribuer puissamment et souvent uniquement, c'est *la haute importance de la fonction de la peau, et la sympathie et l'antagonisme intimes qui existent entre cet organe et tous les autres organes et systèmes.* L'énergie et la régularité de ses fonctions manifestent une telle influence sur l'organisme en général, qu'un dérangement même tout récent de la perspiration et de la transpiration peut produire, quelquefois très subitement, des maladies souvent graves dans des organes internes, principalement dans la plévre, le poumon, la trachée-artère, l'estomac, le canal intestinal, les reins, la vessie, les membranes du cerveau, dans la substance même de cet organe, etc., etc.

§. Souvent ces maladies ne se déclarent *qu'au bout d'un certain temps*, même après un intervalle de plusieurs années. Le commencement de ces affections est souvent extrêmement léger, leur développement très lent et presque insensible. Cela nous explique pourquoi le rapport qui lie si étroitement le dérangement de l'excrétion cutanée avec les maladies les plus diverses dans d'autres organes et systèmes, est si souvent méconnu. Une *foule de maladies proviennent d'une cause rhumatismale*, sans que le malade ni le médecin s'en doutent et ne songent à attaquer le vice radical et primitif. D'après cela est-il étonnant que ces affections résistent si souvent à tous les traitemens empiriques, qu'en vain on leur oppose les médicamens les plus divers, et qu'on finit par les regarder comme incurables? Qu'on se donne la peine de remonter à leur véritable source, d'en étudier le caractère primitif, d'en suivre le développement, et qu'on emploie un traitement conforme, et ces affections, jusque-là rebelles, céderont à la puissance de l'art.

§. *Le caractère des maladies* qui peuvent être le résultat d'un dérangement de la fonction de la peau, varie selon la différence de l'organe attaqué, selon la constitution du malade et beaucoup d'autres circonstances. Souvent nous ne remarquons qu'une espèce de relâchement de la partie affectée, une altération plus ou moins considérable de ses fonctions; dans d'autres cas il s'y forme des épanchemens, des exsudations, des dépôts; quelquefois nous observons tous les symptômes d'une irritation, même d'une inflammation plus ou moins prononcée ; mais dans la plupart des cas, le véritable caractère de ces maladies rhumatismales est une inflammation chronique, quelquefois tellement lente et tellement occulte, qu'aucun symptôme n'en révèle l'existence, et qui peut, à la longue, occasionner les désorganisations les plus diverses et les plus graves, et de cette manière amener la destruction inévitable, d'abord de l'organe attaqué, et successivement de l'organisme entier.

§. J'ai déjà eu lieu d'observer que le dérangement de l'excrétion de la peau, lorsqu'il a duré pendant long-temps, peut produire un épaississement, une viscosité, une âcreté du sang, de la lymphe et des autres humeurs dont l'état vicieux doit influer d'une manière très nuisible sur toute la vie de l'organe cutané, et en altérer de plus en plus les fonctions. Dans les parties solides, un dérangement invétéré de ces fonctions produit un effet non moins nuisible; presque toujours il détruit plus ou moins l'élasticité naturelle et nécessaire de la fibre; et l'atonie et le relâchement qui en résultent, nuisent à l'intégrité de tous les organes et de toutes les fonctions.

§. Les considérations présentées ci-dessus sont d'une extrême importance; non-seulement elles nous aident à saisir le caractère véritable du rhumatisme dans son origine et ses progrès, et à le suivre jusqu'au dernier degré de son développement intensif et extensif, mais aussi elles nous mettent à même d'opposer à cette affection le traitement que peuvent exiger, dans un cas quelconque, sa nature, son degré d'intensité et d'extension, ses complications, etc.

Nous venons de voir que le dérangement des fonctions de la peau peut prendre naissance dans cet organe même, ou provenir d'une disposition vicieuse générale, soit des humeurs, soit des parties solides; de plus, nous savons que divers dérangemens, soit des nerfs de la peau, soit de ses vaisseaux exhalans, lymphatiques ou sanguins, soit de sa vie reproductive, peuvent être la source primitive de l'altération de ses fonctions; que plusieurs des causes indiquées peuvent se réunir, et que toutes peuvent exister à-la-fois, surtout lorsque le dérangement a duré pendant long-temps; et qu'enfin l'altération des fonctions de la peau peut, à son tour, produire les effets les plus divers dans un système ou organe quelconque, dans les humeurs ou dans les parties solides. De tout cela nous devons conclure qu'une maladie résultant du dérangement des fonctions de la peau, ne tire point toujours son origine d'une seule et même source; que non-seulement sa cause première peut varier, mais que ses effets peuvent être très divers et très multipliés; et qu'en raison de cette diversité, ses principaux symptômes, son caractère et son traitement, ne peuvent point être les mêmes dans tous les cas.

L'application de ce principe au rhumatisme est de la plus haute importance, non-seulement pour apprécier la diversité que cette maladie présente dans son origine et son caractère, mais principalement pour nous conduire à des résultats satisfaisans dans le traitement de cette affection, souvent si cruelle et si opiniâtre, et qui afflige un si grand nombre d'individus.

Le choix des médicamens par lesquels on obtient la guérison des affections rhumatismales, dépend nécessairement de leurs causes internes et de leur caractère particulier. C'est parce qu'on néglige trop souvent la diversité de ses causes et de son caractère, que le rhumatisme se montre, dans beaucoup de cas, rebelle aux médicamens les plus vantés.

Indiquer les principales et les plus importantes nuances dans le caractère du rhumatisme, déterminer les cas où chaque médicament devient à son tour utile et curatif, voilà le but que je me propose dans cet ouvrage.

DÉRANGEMENT RHUMATISMAL,

SES CAUSES EXTERNES ET INTERNES.

Communément on dit que le rhumatisme est une espèce particulière de douleurs inflammatoires, souvent accompagnées de fièvre, qui sont causées par la rétention de la matière perspirable, et dont le siége est dans les muscles. Cette définition n'est ni assez étendue et précise, ni même entièrement juste.

§. Il existe une *affection rhumatismale toutes les fois que les fonctions de la peau, notamment la perspiration et la transpiration, ont été dérangées ou supprimées, et que ce dérangement produit, soit dans l'organe cutané, soit dans tout autre organe ou système, les symptômes de maladie.* Ainsi toute maladie, quels qu'en soient d'ailleurs le siége, le caractère et les symptômes, doit être regardée comme rhumatisme, si elle provient d'un dérangement ou d'une suppression de l'excrétion cutanée.

§. La perspiration et la transpiration peuvent être dérangées de diverses manières.

D'abord par *l'impression de l'air*. Le froid peut occasionner un dérangement rhumatismal; mais généralement, pour qu'il produise cet effet, il est nécessaire qu'il agisse dans un moment où la peau transpire d'une manière sensible, par exemple lorsque nous nous sommes échauffés par une marche, une course, etc. C'est pour cela qu'un degré de froid très moyen peut occasionner un rhumatisme, tandis qu'un froid très vif n'exerce souvent aucune influence nuisible sur les fonctions cutanées. Remarquons en outre que l'origine du dérangement rhumatismal est le plus souvent due à l'impression d'un air à-la-fois froid et humide. Voilà pourquoi il se manifeste si fréquemment au commencement de l'automne, surtout lorsqu'après un été très chaud les nuits commencent à devenir humides et fraîches, tandis qu'il règne toujours une forte chaleur dans le courant de la journée. Aussi le rhumatisme est-il souvent épidémique aux époques où l'atmosphère est constamment froid et humide, et endémique dans les pays où cette constitution de l'atmosphère règne habituellement.

Une affection rhumatismale peut survenir dans une partie quelconque du corps, surtout lorsque celle-ci, dans un moment où elle est en transpiration, est exposée subitement à l'air et au froid, tandis que les autres parties sont bien couvertes et tenues chaudement. C'est ainsi qu'un courant d'air devient nuisible lorsqu'il frappe une partie découverte et en sueur.

§. Chez beaucoup de personnes le dérangement de l'excrétion cutanée provient, du moins en partie, d'une certaine disposition de la peau. Le froid n'occasionne un rhumatisme que parce qu'il produit un *spasme* dans les pores de la peau et dans les vaisseaux exhalans; ce spasme empêche l'évacuation de la matière perspirable; il est naturel que l'impression de l'air doit produire cet effet, d'autant plus facilement que la peau est plus sensible, et son organisation plus faible et plus molle. C'est pour cette raison qu'une telle disposition est désignée sous le nom de *disposition rhumatismale.* Elle se manifeste surtout chez les personnes qui se garantissent trop soigneusement des impressions de l'air, ce qui fait qu'elle est si souvent occasionnée par un régime et par des vêtemens trop chauds, par une vie sédentaire, par le séjour continuel dans un air trop renfermé, etc. D'autres fois cette disposition de l'organe cutané est la suite d'une faiblesse générale qui se prononce de préférence dans la peau.

C'est pourquoi elle se déclare si souvent après des maladies longues et graves, surtout après les éruptions cutanées, notamment lorsqu'elles ont laissé après elles une grande disposition à la transpiration. L'abus des médicamens sudorifiques peut également produire cette faiblesse de la peau. Souvent aussi elle est héréditaire, et nous avons vu des enfans qui, dès leur naissance, en manifestaient tous les symptômes.

Lorsque le froid agit sur une peau fortement organisée, il peut à la vérité produire un dérangement et une suppression de la transpiration; mais ordinairement celle-ci se rétablit dès que le froid cesse d'agir, et que la partie est mieux couverte et tenue plus chaudement.

Il n'en est pas de même lorsque l'organe cutané est d'une complexion trop délicate et d'une organisation trop faible. Dans ce cas, un très faible degré de froid peut entraîner un ralentissement ou une suppression durable de l'excrétion cutanée, et de cette manière donner lieu à la naissance d'une affection rhumatismale.

§. Une autre cause du dérangement de la transpiration est la *viscosité des humeurs*. Pour que les substances destinées à être expulsées puissent être excrétées par la perspiration et la transpiration, il faut qu'elles aient toutes les qualités qui

les rendent propres à être séparées de la masse
des humeurs, et évacuées par les vaisseaux exhalans de la peau. Lorsqu'elles sont trop épaisses,
trop tenaces et visqueuses, ou altérées de toute
autre manière, alors, bien qu'elles pénètrent dans
la peau, elles ne peuvent point être évacuées
par les vaisseaux exhalans de cet organe, et nécessairement il doit en résulter une diminution
ou suppression de la perspiration et de la transpiration. Tout ce qui altère la partie lymphatique
du sang, peut occasionner l'épaississement et la
viscosité des humeurs, et par conséquent donner
lieu à la naissance du rhumatisme. Parmi les
causes capables de produire cet effet, les plus
ordinaires et les plus puissantes sont une vie
constamment sédentaire, une nourriture fade et
visqueuse, un air froid, humide et impur, la
malpropreté, les affections tristes de l'âme.

§. Outre le véritable rhumatisme, c'est-à-dire
celui qui provient d'un dérangement de la transpiration, il existe une autre affection qui lui ressemble beaucoup, et que l'on peut appeler *faux
rhumatisme*. L'expérience nous en offre les preuves les plus nombreuses. Il existe des affections
rhumatismales occasionnées par la suppression
d'une dartre, de la gale, d'un érysipèle, de divers écoulemens muqueux ou sanguins, surtout

lorsqu'ils avaient duré long-temps, par la guérison trop prompte d'anciens ulcères. La syphilis,
le scorbut, et d'autres maladies chroniques, produisent quelquefois des affections parfaitement
semblables au rhumatisme. D'autres fois elles se
manifestent pendant le cours d'une fièvre bilieuse, putride, inflammatoire.

§. *L'effet* que produisent les causes ordinaires
du rhumatisme, soit dans l'organe cutané, soit
dans d'autres organes et systèmes, *varie* selon le
tempérament de l'individu, et selon la force avec
laquelle elles ont agi. Dans les cas peu graves,
il en résulte une irritation et contraction ,
un *spasme* dans les nerfs et dans les vaisseaux
exhalans et lymphatiques de la partie affectée ;
c'est ce spasme qui occasionne la *rétention de la
matière perspirable*, qui empêche la circulation
de la lymphe, qui produit la douleur, et, en général, tous les symptômes qui caractérisent le
premier degré de l'affection rhumatismale.

Toutefois l'effet des causes occasionnelles ne se
borne pas toujours là ; leur action peut devenir
plus intense et se propager sur les vaisseaux sanguins de la partie affectée. Dans ce cas, les artères et les veines, principalement les extrémités
capillaires de ces vaisseaux, sont saisies du
spasme, ce qui peut produire tous les symptômes

d'une *véritable inflammation*, l'engorgement du sang, les douleurs les plus vives, etc. Toute inflammation locale, lorsqu'elle entraîne de fortes réactions dans d'autres organes et systèmes, principalement dans celui des vaisseaux sanguins, peut occasionner la fièvre; c'est aussi ce qui arrive dans le degré de l'affection rhumatismale dont nous parlons. L'irritation et le spasme des veines peuvent produire un refoulement, une congestion du sang vers le cœur, exciter dans cet organe, et par suite dans les artères, les plus violentes réactions, dont la fièvre est une suite nécessaire.

Cette explication de l'effet intérieur des causes occasionnelles du rhumatisme, est d'une extrême importance; c'est sur elle que reposent les principes qui doivent nous guider dans le traitement du *rhumatisme aigu*; c'est elle qui nous enseigne la méthode la plus efficace de vaincre cette affection le plus promptement possible.

Les causes occasionnelles du rhumatisme doivent d'autant plus facilement produire l'effet indiqué ci-dessus, si elles agissent sur un individu dont le tempérament se caractérise par une *grande faiblesse* jointe à une *sensibilité excessive* qui se prononcent, soit dans tout l'organisme, soit de préférence dans l'organe cutané.

Le plus souvent ce vice de la constitution provient d'une organisation trop molle et atonique de la fibre en général, ou du tissu de la peau en particulier. Dans ce cas, les vaisseaux exhalans et lymphatiques de la peau et des muscles qu'elle recouvre immédiatement, manifestent fréquemment l'atonie et l'irritabilité excessive dont il est question.

D'autres fois cette organisation atonique se manifeste dans les nerfs de la peau. Alors elle peut également favoriser la naissance d'une affection rhumatismale; souvent aussi elle donne lieu à des douleurs nerveuses les plus atroces, n'intéressant aucunement les vaisseaux, lesquelles ne doivent point être confondues avec le véritable rhumatisme.

§. L'exposé ci-dessus de *l'effet dynamique* des causes les plus ordinaires du rhumatisme, ne suffit point pour apprécier entièrement le caractère et les suites du dérangement rhumatismal. Dans la plupart des cas les symptômes qui le caractérisent, proviennent, en outre, du moins en grande partie, d'une cause matérielle, c'est-à-dire de la *matière perspirable retenue* dans l'organe cutané. A la vérité cette rétention est due à l'effet dynamique des causes occasionnelles; mais il est essentiel de prendre en considération que la matière perspirable produit à son tour, ou du moins augmente le spasme et tous les autres dérangemens indiqués ci-dessus. Il s'ensuit que les effets dynamiques et la matière·perspirable peuvent être en même temps et la cause et l'effet du dérangement rhumatismal. C'est très souvent cette cause matérielle qui contribue le plus puissamment à l'origine et au développement du dérangement rhumatismal. Qui pourrait en douter, dans tous les cas où des douleurs plus ou moins fortes se déclarent immédiatement après un refroidissement très manifeste et plus ou moins violent, ou lorsque ces douleurs règnent épidémiquement·pendant un temps constamment humide et froid? Son existence n'est pas toujours aussi évidente, par exemple, lorsque diverses causes, telles que le séjour dans un air humide et froid, une vie sédentaire, une nourriture fade et visqueuse, etc., produisent à la longue une diminution et suppression durables de l'excrétion cutanée, et que des affections rhumatismales ne se manifestent qu'au bout d'un certain temps. Il est certain qu'alors l'effet ne suit pas immédiatement la cause, et qu'il existe presque toujours une faiblesse et une atonie des parties solides, qui, non-seulement contribue beaucoup au développement de l'affection rhumatismale, mais qui peut occasionner un grand nombre d'autres symptômes; mais tout ce que l'on peut en induire, c'est que dans ces cas la nature et les causes internes de la maladie ne sont ni aussi évidentes, ni aussi simples que dans les cas cités plus haut. A la vérité, il est souvent difficile de déterminer ce qui a le plus contribué à la naissance du dérangement rhumatismal, de la matière perspirable retenue, ou de l'atonie des parties solides. Néanmoins, l'existence de la matière perspirable retenue ne saurait être révoquée en doute; car, même dans le cas où le relâchement des parties solides aurait eu la part la plus active au développement primitif de la maladie, il est incontestable que, de cette atonie même, doit nécessairement résulter une diminution d'activité dans les vaisseaux exhalans, lymphatiques, etc., ce qui occasionne une stagnation de la matière perspirable et de la lymphe dans leurs vaisseaux respectifs, notamment dans les aponévroses des muscles, dans les tendons, dans les ligamens des articulations, quelquefois même dans les enveloppes des nerfs.

Dans un très grand nombre de cas, l'origine du rhumatisme est due uniquement, ou du moins principalement, à la rétention de la matière perspirable. Si cette matière n'est pas évacuée, alors elle produit également une atonie des parties solides, surtout dans l'organe affecté. C'est pourquoi ce vice existe généralement lorsque le rhumatisme aigu, qui le plus souvent provient uniquement, ou du moins principalement, de la matière retenue, est dégénéré en rhumatisme chronique et habituel, soit par une longue durée, soit par un mauvais traitement. Dans de telles affections rhumatismales invétérées, il existe toujours, et une atonie des parties solides, et une matière retenue, ce qui en explique en partie la grande opiniâtreté.

§. Quelques médecins ne veulent pas reconnaître l'existence d'un principe matériel comme étant une des causes du dérangement rhumatismal. Cependant il est des preuves qui parlent fortement en faveur de mon opinion. En effet, presque toutes les causes occasionnelles du rhumatisme sont évidemment de nature à produire une rétention de matières nuisibles ; c'est leur éloignement qu'on opère par la plupart des médicamens les plus salutaires dans le rhumatisme. Les crises les plus fréquentes et les plus évidentes dans les affections rhumatismales, sont des évacuations de matières nuisibles, et les accidens que produisent la suppression du rhumatisme et le rhumatisme errant, ne s'expliquent d'une manière satisfaisante que par l'existence et le transport de cette matière. Souvent il en est de même des tumeurs, dépôts, ulcères, etc., occasionnés par le dérangement rhumatismal.

La nature de cette cause matérielle n'est pas toujours la même ; cependant il est certain que, dans la plupart des cas, la matière qui aurait dû être évacuée par la peau, a été retenue dans cet organe ; il s'ensuit que cette rétention est la cause la plus fréquente et la plus ordinaire du rhumatisme. Ce qui le prouve, c'est que les médicamens le plus généralement utiles dans le rhumatisme, sont ceux qui poussent à la peau et excitent la transpiration ; et que ce qui décide le plus souvent cette maladie, soit localement, soit généralement, ce sont des sueurs critiques.

Ceux qui nient la rétention de la matière perspirable se fondent sur ce que le rhumatisme ne se déclare point toutes les fois que l'excrétion cutanée a été supprimée ; mais cette circonstance ne suffit nullement pour renverser les preuves que nous venons de donner en faveur de l'opinion contraire. En effet, la matière perspirable retenue ne peut-elle pas, dans certains cas, être évacuée par d'autres voies, par les urines, les selles, etc., sans occasionner les accidens d'une affection rhumatismale, et en général aucun symptôme de maladie? Tous ces phénomènes ne sont point contraires aux lois qui président à l'économie de notre organisme, et journellement notre opinion est confirmée par les exemples les plus frappans.

Une autre raison alléguée par ceux qui n'admettent point l'existence d'une matière perspirable retenue, c'est que nous voyons quelquefois chez les malades atteints d'une affection rhumatismale, les sueurs les plus profuses qui ne les soulagent aucunement. A cela nous répondons qu'il peut arriver que la matière perspirable retenue, ou du moins ses principes les plus âcres et les plus subtils, se portent de préférence sur une ou plusieurs parties, et que de leur évacuation dépende uniquement le soulagement du malade. Si cela a lieu, les sueurs les plus profuses peuvent ne produire aucune amélioration dans l'état du malade, lorsqu'elles ne débarrassent pas les parties principalement affectées, ce qui souvent ne s'opère qu'à la longue et difficilement. De plus, l'excrétion cutanée peut être rétablie sans que les autres effets des causes occasionnelles du rhumatisme cessent; ainsi il peut arriver que, malgré les sueurs les plus abondantes, l'irritation des vaisseaux et des nerfs, l'engorgement, etc., continuent.

Il s'ensuit que les raisons indiquées ne suffisent

point pour prouver la non-existence de la matière perspirable retenue. D'ailleurs quelques cas rares qu'il nous serait impossible d'expliquer, ne peuvent point faire la règle.

§. La composition chimique de la matière retenue n'est pas toujours la même.

Quelquefois elle est subtile et très déliée, d'autrefois très dense ; souvent elle est âcre et corrosive ; ces propriétés peuvent être la cause de l'extrême violence des douleurs, et de la promptitude avec laquelle elles se transportent d'une partie à l'autre.

§§. Avant d'aller plus loin, je crois devoir m'arrêter un instant pour résumer en peu de mots ce qui vient d'être dit.

Diverses causes, soit externes (l'impression du froid, de l'humidité, etc.), soit internes (l'atonie et la trop grande sensibilité des parties solides, la viscosité des humeurs, etc.), peuvent uniquement ou principalement contribuer à l'origine du dérangement rhumatismal. L'effet que ces diverses causes produisent dans l'organisme varie selon le degré de leur violence, selon la constitution de l'individu, etc. Il peut n'en résulter qu'un spasme, souvent aussi il en provient une inflammation,

d'autres fois un épanchement, un dépôt, etc.
Ainsi, la définition d'après laquelle les douleurs
rhumatismales seraient toujours d'une nature inflammatoire, est incomplète.

L'effet le plus constant des causes occasionnelles
du rhumatisme, est la diminution et la suppression de l'excrétion cutanée : voilà pourquoi la
rétention de la matière perspirable joue un si
grand rôle dans ces affections, au point qu'en
quelque façon elle peut être regardée comme
une des causes essentielles des symptômes et des
effets qui les accompagnent. Mais il y a en outre
un grand nombre de principes irritans (la suppression de l'érysipèle, de la gale, etc., la maladie vénérienne et autres), dont l'effet principal
n'est point la suppression de l'excrétion cutanée,
et qui, malgré cela, sont capables de produire
des affections parfaitement semblables au rhumatisme. Ainsi la définition d'après laquelle les douleurs rhumatismales seraient toujours causées par
la rétention de la matière perspirable, est également incomplète.

Le dérangement d'une fonction aussi importante que celle de la peau, peut produire les altérations les plus diverses dans tous les systèmes et
organes, à cause des rapports intimes qui existent
entre la peau et toutes les parties du corps. D'un

autre côté, la matière perspirable retenue peut causer les effets les plus divers dans un organe ou système quelconque. Souvent, à la vérité, le siége de l'affection rhumatismale est dans les muscles ; mais l'expérience journalière nous prouve d'une manière incontestable que les effets et les suites du dérangement rhumatismal peuvent se manifester dans toutes les parties du corps. Ainsi l'explication d'après laquelle le siége du rhumatisme serait toujours dans les muscles, est insuffisante et fausse.

Le dérangement de l'organe cutané exerce une puissante influence sur la vie de tous les organes et systèmes, influence qui se manifeste de préférence dans le système des *organes sécrétoires et excrétoires*, surtout dans les membranes muqueuses, les reins, etc., dont elle trouble la vie et les fonctions. Cette altération des fonctions sécrétoires et excrétoires, jointe à la rétention de la matière perspirable et à tous les effets que cette cause matérielle produit, soit dans les parties solides, soit dans les humeurs, nous explique pourquoi le dérangement rhumatismal peut à la longue altérer l'équilibre dans la composition des humeurs, ainsi que toute la reproduction de l'organisme, et de cette manière occasionner les maladies les plus diverses et les plus graves, non-seulement du système végétatif, mais aussi des systèmes supérieurs de la sensibilité et de l'irritabilité. C'est aussi par ce développement progressif que le dérangement rhumatismal peut prendre une nature *véritablement goutteuse*, et que se forment la dyscrasie et la cachexie rhumatismales.

APERÇU GÉNÉRAL

DES SYMPTÔMES DU RHUMATISME.

Une certaine sécheresse et rudesse de la peau est généralement le premier symptôme qu'éprouvent les personnes atteintes d'une affection rhumatismale ; ensuite se manifestent des douleurs dans une ou plusieurs parties à la surface du corps, principalement autour des articulations. Tout mouvement de la partie affectée augmente les douleurs et les propage par secousses dans les parties voisines. C'est dans les muscles, surtout dans les aponévroses qui les recouvrent, ainsi que dans leurs ligamens et leurs terminaisons tendineuses, qu'est le principal siége des douleurs ; elles s'accroissent au moindre changement de temps. Le malade se trouve soulagé par une température moyenne et égale, en se tenant dans une parfaite tranquillité ; par moment même il est entièrement délivré de ses souffrances.

Les accidens indiqués ci-dessus se montrent

tantôt subitement, tantôt peu à peu, selon que les causes nuisibles ont influé subitement et avec violence, ou par degré et avec peu de force.

Lorsque la partie affectée est voisine de la surface du corps, alors il s'y manifeste ordinairement dans le cours de la maladie une enflure et une rougeur; les douleurs augmentent au toucher.

C'est par ces symptômes que la forme du rhumatisme est caractérisée le plus généralement. Cependant, quoique la douleur en soit un des plus constans, il y a des cas où elle ne se manifeste aucunement. Il existe des indurations, des paralysies, des ulcères, des abcès, des fistules, etc., provenant d'une cause rhumatismale, qui n'occasionnent pas la plus légère douleur.

§. La forme sous laquelle se déclare le dérangement rhumatismal peut subir les modifications les plus diverses. La douleur peut se borner à une partie quelconque et ne point la quitter, ou elle peut se porter d'une partie à une autre, de celle-ci à une troisième, etc.; c'est ce qui fait la différence entre le *rhumatisme fixe* et le *rhumatisme vague ou errant.*

Quelquefois la partie souffrante manifeste peu

d'enflure, de rougeur et de chaleur; ces symptômes manquent quelquefois absolument, et dans ce cas on donne à la maladie le nom de *rhumatisme froid*.

Lorsque la maladie est accompagnée de beaucoup d'enflure, de tension, de rougeur et de chaleur, on la désigne sous le nom de *rhumatisme aigu*. La fièvre qui se manifeste ordinairement dans le dernier cas, manque absolument dans le rhumatisme froid. Une des principales causes de cette différence est la constitution du malade. Chez les personnes douées d'un tempérament très irritable, d'une disposition inflammatoire, etc., le rhumatisme devient facilement fébrile, ce qui arrive assez rarement chez les personnes d'un tempérament flegmatique, torpide, insensible.

La fièvre peut manifester tous les caractères; tantôt elle est simple, tantôt inflammatoire; elle peut être nerveuse, bilieuse, putride, etc.

§. Outre les dénominations du dérangement rhumatismal, basées sur l'absence ou la présence de la fièvre, etc., il en reçoit d'autres qui dépendent des diverses parties qu'il affecte.

Et d'abord il peut se manifester dans *toutes les parties externes*. Lorsqu'il attaque les muscles du col, il produit le torticolis ; lorsqu'il se porte sur les muscles du thorax, il y occasionne les symptômes d'une fausse pleurésie; lorsqu'il attaque les gencives et les nerfs des dents, il produit une odontalgie rhumatismale. Si les muscles qui servent à la mastication sont affectés, il peut en résulter un vrai *trisme* rhumatismal. Les violentes douleurs qu'une affection rhumatismale peut occasionner dans les oreilles, sont désignées sous le nom d'otalgie rhumatismale.

Cette affection peut également se porter sur les muscles de l'omoplate, du dos, sur les articulations des épaules, des mains, des hanches, etc. Lorsque la maladie se manifeste principalement dans la région des reins, elle est appelée *lumbago*; lorsqu'elle se porte sur l'articulation du fémur, on l'appelle *sciatique*.

Elle est portée au plus haut degré d'extension, quand elle *embrasse* toutes les articulations et tous les muscles externes, au point que le malade ne peut faire aucun mouvement sans souffrir de violentes douleurs. (*Rhumatisme universel.*)

Le dérangement rhumatismal occasionne quelquefois un véritable *érysipèle*, à l'apparition du-

quel les douleurs peuvent diminuer, mais qui
d'autres fois n'influe aucunement sur leur intensité ou sur leur durée. Dans quelques cas, cet
érysipèle est couvert de vésicules remplies d'eau.
(*Pemphigus*.)

Il n'est pas rare de voir survenir une éruption
qui soulage le malade, et à laquelle on donne
le nom d'éruption érysipélateuse, lorsque sa
forme est irrégulière, ce qui est le cas le plus ordinaire. Les petits boutons, les vésicules aux
lèvres, au nez, qui se manifestent si souvent à
la suite d'un dérangement rhumatismal, sont des
éruptions de cette espèce. Dans quelques cas
cette maladie occasionne une miliaire ; les furoncles, et même le charbon, proviennent souvent de la même source.

L'affection rhumatismale se porte fréquemment sur les glandes, principalement sur celles
du col, des aisselles, des aines, etc. Lorsque cela
arrive, les glandes enflent et deviennent douloureuses, surtout au toucher. L'inflammation, l'induration, la suppuration de ces parties peuvent
en être les suites.

§. Fréquemment le dérangement rhumatismal produit les affections les plus diverses
dans les parties internes, surtout dans les
membranes muqueuses, au point que même le

rhumatisme ordinaire est presque toujours accompagné de légers symptômes de *catarrhe*. D'autres fois il se prononce uniquement sous cette forme, avec plus ou moins de violence.

L'esquinancie, la pleurésie et la pulmonie, la cardialgie et la colique, la diarrhée et la dyssenterie, peuvent être les effets d'un dérangement rhumatismal. D'autres fois la même cause produit diverses affections internes des reins, de la vessie et du canal de l'urètre, telles que les douleurs qui accompagnent l'émission de l'urine, la rétention d'urines, le catarrhe des reins et de la vessie, etc.

Dans les organes renfermés dans la cavité du crâne, l'affection rhumatismale peut donner lieu à des maladies diverses et souvent dangereuses. Quelquefois elle se porte sur les enveloppes des nerfs, et occasionne les douleurs les plus atroces et les plus opiniâtres qui suivent le cours du nerf, et se terminent souvent par une paralysie, par la destruction complète de la sensibilité et du mouvement de la partie affectée.

En général je dois faire observer que presque toutes les maladies, de quelque nature qu'elles soient, et dans quelque organe qu'elles siégent, peuvent provenir de ce principe. *Les maladies de la poitrine*, qui occasionnent la mort prompte ou lente de tant de milliers d'individus, en proviennent beaucoup plus souvent que de toute autre cause. Le catarrhe chronique, la toux, l'oppression, l'asthme, la phthisie, l'hydropisie de poitrine; un grand nombre de maladies aiguës et chroniques de l'estomac, du foie, de toutes les parties du canal intestinal, et en général de tous les viscères de l'abdomen, ainsi que des organes sexuels et urinaires, sont d'origine purement rhumatismale. On peut dire, sans aucune exagération, que de toutes les causes qui altèrent la santé de l'homme et abrègent ses jours, l'affection dont nous nous occupons est *la plus fréquente et la plus funeste*. D'après cela, qui ne sent combien l'humanité entière est intéressée à ce que l'art parvienne à découvrir les moyens les plus efficaces et les plus sûrs d'en prévenir, ou du moins d'en arrêter les ravages.

§. Le siége le plus fréquent du rhumatisme, comme nous l'avons dit, est dans les parties musculeuses ; cependant il peut aussi se manifester dans tout autre organe du corps, et alors il peut arriver,

1º Que le malade éprouve d'abord, dans une partie musculeuse quelconque, des douleurs évidemment rhumatismales, occasionnées par un refroidissement, etc., mais que quelque temps après il se déclare une maladie qui n'ait point la forme ordinaire du rhumatisme; par exemple, une goutte sereine. Dans ce cas le diagnostic est assez facile, du moins pour un médecin attentif.

2° Que le malade n'a jamais éprouvé des douleurs d'un caractère rhumatismal, que les accidens ne sont point survenus après un refroidissement manifeste, qu'ils sont occasionnés par une vie trop sédentaire, par une nourriture fade et visqueuse, etc. C'est ainsi que nous voyons se déclarer des rétentions d'urines, des difficultés d'uriner, des coliques habituelles, de violentes douleurs d'estomac, etc., etc., occasionnées par un dérangement rhumatismal. Dans ce dernier cas le diagnostic est beaucoup plus difficile. Cependant il y a des circonstances propres à nous faire découvrir l'origine et le caractère véritables de la maladie; par exemple, lorsque nous voyons, ainsi que dans les affections rhumatismales ordinaires, les accidens s'empirer dans les temps humides et froids, et s'améliorer lorsque la température est sèche, et par conséquent les malades généralement plus souffrans dans l'automne et l'hiver que dans l'été. Quelquefois ils éprouvent, surtout après des refroidissemens, des tiraillemens,

quoique légers et passagers, dans les parties musculeuses. Le diagnostic se confirme de plus en
plus, lorsque les médicamens généralement utiles dans le rhumatisme, opèrent d'une manière
salutaire.

L'expérience nous a prouvé, et nous prouve
tous les jours, que parmi le grand nombre de
maladies dont l'origine est inconnue, et le caractère obscur, il y en a beaucoup dont la véritable
cause n'est autre qu'un dérangement rhumatismal, ce qui fait qu'elles résistent souvent à tout
autre traitement qu'à celui qui est dirigé contre
cette affection.

§. Nous avons vu que le degré *d'extension* du
rhumatisme varie, que cette affection peut n'attaquer qu'une partie ou plusieurs à-la-fois, qu'ordinairement elle se manifeste dans les parties
externes, mais qu'elle peut également se porter
sur un organe interne quelconque.

De même son *intensité* varie infiniment. Dans
le plus faible degré, il ne se manifeste qu'une
roideur de la partie attaquée, une très légère
douleur qui ne devient sensible que par le mouvement, ou tout autre dérangement peu grave
dans les fonctions de l'organe affecté. Mais lorsque le rhumatisme arrive au plus haut degré de

violence, alors se déclarent tous les symptômes d'une véritable inflammation. Entre ces deux extrêmes il existe une foule de degrés intermédiaires qui caractérisent l'intensité des diverses affections rhumatismales.

§. La marche et la durée du rhumatisme, soit externe, soit interne, ne sont pas toujours les mêmes ; il peut se dissiper très promptement, comme il peut durer très long-temps.

Généralement il se décide au moyen *d'évacuations critiques*, qui expulsent des matières nuibles. Parmi ces crises, les plus importantes sont les sueurs critiques (mais non pas profuses), et les urines critiques. Souvent aussi la crise s'opère par une éruption cutanée, notamment par une miliaire, par des furoncles, etc.

Lorsque le dérangement rhumatismal s'est porté sur une partie interne, alors les évacuations critiques varient selon la nature et les fonctions de l'organe affecté. C'est ainsi que nous observons des crachats critiques lorsque la muqueuse des poumons était attaquée ; ou que nous voyons survenir des diarrhées critiques lorsque la maladie s'était portée sur le canal intestinal. Les *évacuations alvines* deviennent souvent salutaires, même dans des cas où aucun organe de l'abdomen n'aurait été affecté. Non-seulement dans le rhumatisme chronique, mais aussi dans le rhumatisme aigu et fébrile, nous voyons fréquemment que d'abondantes évacuations par les selles, surtout lorsqu'elles expulsent des matières nuisibles, produisent les effets les plus salutaires. Ce phénomène s'explique par les raisons suivantes :

1º L'augmentation des évacuations alvines peut, par le seul effet de l'antagonisme entre les divers organes sécrétoires et excrétoires, suppléer à l'excrétion cutanée, lorsque cette fonction a été dérangée ou suspendue.

2º Nous avons vu plus haut que la diminution et la suppression de l'excrétion cutanée influent de la manière la plus diverse sur la masse des humeurs, qu'elle peut les rendre trop épaisses et trop visqueuses, et de cette manière donner lieu à des stagnations, engorgemens, dépôts, etc. dans les vaisseaux lymphatiques et autres tissus et organes. Il arrive souvent que la consistance, le siége, etc., de ces humeurs, sont tels, que le canal intestinal est l'organe le plus apte à en effectuer l'évacuation. Voilà pourquoi les médicamens résolutifs, laxatifs, et même fortement purgatifs, sont si souvent d'un si grand secours dans ces sortes d'affections. Quiconque n'apprécie point toute l'influence et tous les rapports des fonctions du canal intestinal, se prive d'un moyen souvent indispensable pour réussir dans le traitement du rhumatisme.

DIVERSES ESPÈCES

DE RHUMATISME.

Il ne suffit pas de connaître l'agent nuisible qui a occasionné une maladie pour être à même de lui opposer un traitement rationel. Une affection morbide, résultant d'une cause quelconque, non - seulement peut infiniment varier quant à ses symptômes et son caractère, mais son traitement peut exiger les modifications les plus diverses et les plus importantes.

Ces modifications dépendent principalement :

1º De la violence avec laquelle les causes occasionnelles ont agi;

2º De la constitution générale et locale de l'individu.

Nous avons vu que le résultat le plus constant des causes occasionnelles du rhumatisme, est le dérangement, la diminution ou suppression de la perspiration et de la transpiration. Mais cette connaissance ne suffit point pour nous expliquer toutes les variétés du caractère et de la forme de

cette affection. En effet, la suppression de la transpiration n'est qu'une suite, et pour ainsi dire un
résultat forcé de l'action intérieure des causes occasionnelles, et c'est de cette action, qui peut infiniment varier, que dépendent principalement
les symptômes, le caractère et le traitement de la
maladie.

§. L'effet intérieur des causes occasionnelles
du rhumatisme, peut se borner à la partie primitivement affectée, ou s'étendre sur les autres organes et systèmes.

Dans les degrés inférieurs, l'irritation et le
spasme des nerfs, des vaisseaux exhalans et lymphatiques, peuvent provoquer des réactions générales, mais celles-ci sont d'ordinaire faibles et
ne montrent aucun caractère particulier. Ce degré
de la maladie se présente sous la forme du *rhumatisme aigu fébrile*, mais *simple*. On peut même,
et non sans utilité pour la pratique, distinguer :

a. Le cas où l'affection locale et la fièvre sont
extrêmement légères ;

b. Le cas où les symptômes locaux et généraux
annoncent plus de violence.

§. Lorsque l'effet local des causes occasionnelles
du rhumatisme acquiert plus de force, et se manifeste également dans les vaisseaux sanguins, il
peut produire tous les symptômes d'une inflam-

mation. Alors les réactions générales doivent naturellement être plus violentes en proportion. L'irritation des veines de la partie affectée peut occasionner une forte congestion du sang vers le cœur, et provoquer dans cet organe, ainsi que dans les artères, les réactions les plus violentes. Dans ce degré, la maladie s'offre sous la forme du *rhumatisme aigu inflammatoire*.

§. La forme du rhumatisme ne dépend pas seulement du degré d'intensité du dérangement rhumatismal, mais aussi des différens organes où il se manifeste. Plus un système ou organe manifeste d'irritabilité et de faiblesse, plus il arrive facilement qu'un dérangement quelconque y occasionne des altérations et y provoque des réactions. Cette différence dans l'effet des causes occasionnelles, influe puissamment sur le caractère et le traitement de la maladie.

Très souvent le dérangement rhumatismal occasionne une altération des voies digestives, et provoque des réactions dans l'estomac, le foie, etc. Alors la maladie s'offre sous la forme du *rhumatisme aigu, gastrique et bilieux*.

Lorsque le dérangement rhumatismal occasionne une altération du système nerveux, la maladie prend le caractère du *rhumatisme aigu avec fièvre nerveuse*.

Dans les cas où il produit une affection des glandes et autres parties de la bouche et de la gorge, il se forme le *rhumatisme aigu avec esquinancie*.

Lorsque la membrane muqueuse de la trachée-artère et des bronches, la plèvre, ou la substance même du poumon, sont attaquées, il en résulte un *rhumatisme aigu avec catarrhe, pleurésie, pulmonie*.

La maladie présente les symptômes du rhumatisme aigu avec *fausse pleurésie, point de côté*, toutes les fois que les muscles du thorax sont affectés.

La membrane muqueuse des intestins peut également en être atteinte, et de là résultent des *coliques, une diarrhée, dyssenterie*, etc.

Bref, le dérangement rhumatismal, lorsqu'il provoque des réactions générales, c'est-à-dire la fièvre, peut occasionner des désordres plus ou moins graves dans tous les systèmes et organes du corps, et c'est de la différence du système ou de l'organe principalement affecté que dépendent les variétés dans le caractère et la forme du rhumatisme aigu fébrile.

§. Mais le dérangement rhumatismal ne provoque point toujours des réactions générales, et n'est pas toujours accompagné de fièvre.

Une affection rhumatismale ordinaire siégeant dans une partie externe, peut survenir sans qu'il en résulte aucun mouvement fébrile. C'est ce cas que nous distinguons par la dénomination de *rhumatisme récent non fébrile.*

Lorsqu'une affection rhumatismale, sans être accompagnée de fièvre, a duré pendant plus ou moins de temps, elle est désignée sous le nom de *rhumatisme chronique, invétéré, habituel.*

Pour être à même de connaître la *véritable nature* d'une affection rhumatismale chronique, il ne suffit pas d'en connaître l'origine et la durée. Ce dont il s'agit principalement, c'est de suivre le développement progressif de l'effet résultant d'un long dérangement de la fonction de la peau. Cet effet, tantôt ne se manifeste que dans la partie affectée, tantôt il s'étend plus ou moins sur la totalité de l'organisme. De plus, il peut varier quant à son degré et son caractère.

Lorsque le trouble survenu dans les fonctions de la peau a duré long-temps, il occasionne facilement une atonie, un relâchement des parties solides, ainsi qu'une viscosité et acrimonie des humeurs. Ces effets se manifestent, soit localement, soit généralement, mais ils se prononcent d'ordinaire avec le plus de force, quelquefois même uniquement, dans la partie primitivement et principalement affectée.

Ce que nous venons de dire nous explique les variétés que nous observons dans *la forme et dans le caractère* du rhumatisme invétéré.

Cette affection peut ne se manifester que par un dérangement des fonctions de la partie affectée. Dans quelques cas il en résulte une inflammation lente et chronique ; d'autres fois des altérations matérielles, des engorgemens, des obstructions, des épanchemens, des dépôts, des suppurations, etc.

Très souvent les divers accidens causés par une ancienne affection rhumatismale, proviennent de ce que la partie a contracté l'habitude de retenir des substances destinées à être expulsées.

De tout cela on voit que le caractère du rhumatisme chronique est variable et presque toujours très diversement compliqué.

§. Le dérangement rhumatismal invétéré peut se prononcer dans une *partie externe,* et c'est cette forme de la maladie que d'ordinaire on désigne presque exclusivement par le nom de rhumatisme chronique ; mais il est essentiel d'observer que ce dérangement invétéré se manifeste aussi, et quelquefois uniquement, par des affections très di-

verses des *parties internes*. Il n'y a point d'organe
qui ne puisse devenir le siége d'une affection rhumatismale; il n'y a point de maladie, de quelqu'espèce qu'elle soit, qui ne puisse en provenir. Cette
diversité du siége du rhumatisme chronique doit
nécessairement exercer une grande influence sur
les symptômes, le caractère et le traitement de la
maladie.

J'ai déjà eu lieu d'observer que les *maladies
de poitrine*, si fréquentes et si meurtrières, ne
sont très souvent que des affections rhumatismales des organes renfermés dans la cavité du
thorax. De ce nombre sont principalement diverses espèces de catarrhe, de toux, d'asthme,
de phthysie. Les douleurs et irritations habituelles de la poitrine, les crachemens de sang, etc.,
proviennent souvent de la même source. En général, je prétends que *la cause la plus ordinaire
des maladies de la poitrine est un dérangement
de la fonction de la peau.*

Le rhumatisme chronique se prononce aussi
par diverses affections *de l'estomac, du canal
intestinal, du foie*, etc. Les symptômes par lesquels elles s'annoncent, sont une digestion lente,
laborieuse et imparfaite, des douleurs d'estomac,
un état pituiteux des organes de la digestion,

des vomissemens, des altérations de la bile, la jaunisse, des douleurs dans l'hypocondre, une disposition hypocondriaque, des fréquentes coliques, des diarrhées ou des constipations les plus opiniâtres, etc., etc. Ces affections peuvent, à la longue, occasionner les désorganisations les plus graves dans les divers organes de l'abdomen, des obstructions et des indurations considérables, d'abondans dépôts, des suppurations, etc.

Diverses maladies des *organes urinaires et sexuels* peuvent être d'origine rhumatismale. Les douleurs de reins, la colique néphrétique, les rétentions d'urines, les douleurs qu'on éprouve en urinant, le catarrhe des reins et de la vessie en proviennent souvent. Chez les femmes, la même cause produit des douleurs habituelles dans la matrice, des irrégularités des menstrues, des pertes, etc. A la longue, ces affections rhumatismales des organes urinaires et sexuels, peuvent amener les désorganisations les plus graves. D'effrayantes dégénérations et destructions de la substance des reins et de la vessie, des obstructions et indurations dans la matrice, etc., en sont fréquemment les derniers résultats.

Le dérangement rhumatismal chronique peut se prononcer par diverses affections de la *membrane muqueuse des narines et des membranes du cerveau*. Le coryza chronique, la perte de l'odorat, la migraine, toutes espèces de douleurs de tête, souvent même des désorganisations, telles que des polypes, un épaississement des membranes, etc., peuvent provenir de cette cause.

Elle peut également exercer son influence sur les *organes des sens*, occasionner des maux d'yeux de toutes les espèces, la surdité, la cataracte, la goutte sereine. Quelquefois aussi le rhumatisme chronique se manifeste par l'affection d'un *nerf quelconque;* de là peuvent résulter les douleurs les plus violentes, la paralysie, la désorganisation des enveloppes et de la substance même du nerf, des épanchemens et des dépôts dans ces parties.

Le plan de cet ouvrage me défend d'entrer dans le détail de la description et du traitement de toutes les maladies qui peuvent être les résultats d'une affection rhumatismale, soit aiguë, soit chronique; je suis forcé de me borner aux principales et plus importantes espèces du rhumatisme dans sa forme la plus ordinaire. Néanmoins j'ai cru qu'il serait de la plus grande utilité de donner un aperçu général de toute l'étendue que le dérangement rhumatismal peut acquérir dans ses divers développemens, de toutes les variations

qu'il présente, soit quant à son caractère et sa
véritable nature, soit quant à son siége, afin
d'appeler sur ce point toute l'attention de mes
lecteurs, et de leur faire sentir toute l'importance d'une maladie si fréquente et si souvent
mortelle.

DESCRIPTION

DES PRINCIPALES ESPÈCES DE RHUMATISME ;

LEUR TRAITEMENT.

Nous avons vu précédemment que le dérangement rhumatismal peut provoquer des réactions
dans les autres systèmes et organes, et de cette
manière occasionner la fièvre, mais que cela n'a
pas toujours lieu. Nous avons vu également que
c'est là la principale différence entre le rhumatisme aigu et le rhumatisme chronique, le premier étant d'ordinaire fébrile, le second n'étant
point accompagné de fièvre. Nous allons en premier lieu nous occuper :

DU RHUMATISME AIGU FÉBRILE.

Une affection rhumatismale aiguë peut ne con-
sister que dans une irritation et un spasme des
nerfs, et principalement des vaisseaux exhalans
et lymphatiques de la partie affectée. D'une telle
affection résulte la rétention de la matière perspirable. Cet état local est accompagné d'une

fièvre qui n'est autre chose qu'une exaltation de l'activité des autres systèmes et organes, exaltation dont le but est d'opérer une réaction contre le dérangement survenu localement. La fièvre est simple, elle ne manifeste aucun caractère particulier. Ce caractère local et général que présente le dérangement rhumatismal dans le degré dont nous parlons, lui a fait donner le nom de rhumatisme aigu simple.

RHUMATISME AIGU SIMPLE.

Dans le rhumatisme aigu simple, la douleur occupe d'ordinaire plusieurs articulations; souvent elle s'élance le long d'une articulation à l'autre. Les sensations qu'elle fait éprouver aux malades varient infiniment : dans les degrés inférieurs, elle démange, elle tiraille, elle cuit; dans les degrés supérieurs, elle devient déchirante, poignante, lancinante.

L'extension et le siége de la douleur varient également; généralement elle siége dans les muscles, dans les aponévroses et les tendons des parties externes. Les épaules et les bras, le col, la nuque, le dos et les cuisses, sont celles qui souffrent le plus souvent. Lorsque l'affection se porte sur les muscles du thorax, et même plus profon-

dément vers la plèvre, alors surviennent les accidens d'une pleurésie rhumatismale. Si les muscles de l'abdomen sont attaqués, nous remarquons
des symptômes semblables à ceux qui dénotent
une inflammation du péritoine et des intestins.

Tout mouvement de la partie affectée y occasionne de violentes douleurs ; elle est extrêmement sensible, même au plus léger toucher. La
douleur augmente également lorsqu'on découvre
la partie ; elle devient au contraire plus suppor-
table lorsqu'on la tient plus chaudement.

Plus les douleurs s'étendent, plus le malade
souffre. Quelquefois tous les muscles externes sont
affectés ; alors le malade éprouve les tourmens
les plus cruels, il reste étendu sans pouvoir faire
le moindre mouvement ; la plus légère secousse
du lit, la démarche des personnes qui vont et
viennent dans la chambre, la seule idée d'un mouvement quelconque, tout lui devient insupportable.

Généralement les douleurs sont errantes, elles
ne restent pas long-temps à la même place, et
ces déplacemens arrivent le plus souvent vers le
soir, lors du paroxysme. C'est aussi vers le soir que
les douleurs augmentent le plus souvent ; elles
diminuent le matin à l'apparition d'une légère
sueur. Dans le courant de la journée, le malade

se trouve d'ordinaire un peu mieux. Il y a cependant à cet égard des exceptions.

Lorsque la partie affectée est voisine de la surface du corps, il survient fréquemment une légère enflure et rougeur, semblables à un érysipèle. Cet accident ne se manifeste qu'après que les douleurs ont duré pendant quelque temps; souvent le moindre toucher de la partie enflée y cause des douleurs, quelquefois même les malades ne peuvent supporter le poids d'une légère couverture. A l'apparition de cette enflure et de cette rougeur, les douleurs dans les muscles et tendons diminuent d'ordinaire, elles se dissipent même entièrement quelque temps après ; quelquefois aussi elles reviennent dans toute leur violence antérieure. En général, on peut dire que la douleur est, de tous les symptômes, celui qui dure le plus long-temps.

§. La fièvre qui accompagne cette maladie ne manifeste, comme il a déjà été dit plus haut, aucun caractère particulier bien prononcé, ni inflammatoire, ni nerveux, ni gastrique, etc.; elle dépend uniquement de l'affection locale. D'ordinaire elle est peu forte, sa marche est évidemment rémittente, ses redoublemens se manifestent généralement vers le soir et dans la nuit.

Cette fièvre commence par des frissons, auxquels

succèdent une forte chaleur et une soif ardente. Le pouls est fréquent, plein, souvent dur. Ordinairement l'urine cause une légère cuisson dans l'urètre. Il se manifeste généralement une grande disposition à transpirer.

Plus les douleurs sont violentes, plus elles s'étendent, plus la fièvre est intense.

Pendant le paroxysme, la face du malade est pleine et légèrement enflée; l'urine rouge, ardente, sans dépôt. Le matin, lorsqu'il survient une transpiration, l'urine est trouble et contient un dépôt blanchâtre et rougeâtre.

Le redoublement de la fièvre est accompagné d'une augmentation des douleurs.

Rarement les malades éprouvent des nausées et des vomissemens, et d'ordinaire il n'y a point de délire.

La douleur locale précède souvent la fièvre. D'autres fois elle se déclare en même temps qu'elle, et immédiatement après l'influence d'une cause nuisible, par exemple, après un refroidissement. Dans ce cas, elle n'est précédée d'aucun symptôme. Nous observons également des cas où la douleur locale ne se manifeste qu'après que la fièvre a duré plus ou moins de temps, souvent seulement au bout de deux à trois jours.

§. La durée du rhumatisme aigu simple n'est

pas toujours la même. Dans les degrés inférieurs de la maladie, la fièvre disparaît au bout
de quelques jours, et bientôt après les douleurs
cessent. Quelquefois la fièvre ne fait qu'un ou
deux accès.

Dans le cas où la maladie manifeste plus
d'intensité, la fièvre dure généralement quinze
à vingt et un jours. Dès qu'elle diminue, les douleurs diminuent également et changent moins
souvent de place. Généralement elles sont pendant quinze jours plus ou moins violentes ; quelquefois elles diminuent déjà vers le huitième ou
neuvième jour. Cependant il est assez rare que
le malade en soit entièrement délivré avant le
vingtième jour.

§. Pour peu que la maladie soit bien traitée,
l'affection locale se dissipe complètement au
moyen de fortes transpirations, qui surviennent
principalement aux parties souffrantes, et d'u-
rines troubles déposant un sédiment épais,
semblable à une farine de briques pilées.

A l'égard des évacuations critiques, je dois faire
remarquer que les transpirations ne sont souvent
que partielles et passagères, et ne procurent point
un soulagement durable. Malgré cela, il est
constaté par l'expérience qu'elles soulagent d'une
manière durable plus souvent que toute autre

évacuation. D'un autre côté, elles deviennent facilement profuses et nuisibles, surtout lorsque les malades suivent un régime trop échauffant.

Quelquefois les douleurs diminuent à l'apparition d'une éruption cutanée ; quelquefois aussi un saignement par le nez, un flux hémorroïdal ou menstruel, sont des évacuations critiques très salutaires.

Il n'est pas rare de voir survenir une diarrhée qui calme les douleurs; mais il arrive également que malgré ce soulagement la fièvre augmente, et qu'en général la maladie paraît plutôt s'aggraver.

Il peut arriver que l'affection locale, au lieu de se dissiper, augmente d'intensité. Dans quelques cas, à la vérité très rares, elle se termine par la suppuration, ou par un épanchement dans la partie affectée.

Quelquefois, malgré la cessation de la fièvre, les douleurs continuent pendant des mois et des années; dans ce cas, le rhumatisme aigu a dégénéré en rhumatisme chronique.

Souvent la maladie laisse à sa suite une faiblesse générale, des douleurs irrégulières et errantes, une toux sèche, des sueurs nocturnes, etc.

CURE DU RHUMATISME AIGU SIMPLE.

Pour combattre cette maladie, on emploie généralement et presque sans distinction la méthode débilitante et évacuante, qui, dans un très grand nombre de cas, peut devenir nuisible et dangereuse. Pénétrons-nous bien du principe suivant, aussi incontestable qu'important : la *méthode débilitante et évacuante est inutile*, et même *nuisible* et *dangereuse*, dans tous les cas où l'affection locale, ainsi que la fièvre, ne manifestent point un caractère *vraiment inflammatoire*, ou tout au moins lorsque leur intensité n'est point telle qu'elles menacent de dégénérer, d'un instant à l'autre, en un état vraiment inflammatoire. Dans le traitement du rhumatisme aigu simple, cette méthode, surtout lorsqu'on en abuse, donne souvent lieu à diverses suites plus ou moins fâcheuses; elle facilite la dégénération du rhumatisme aigu en rhumatisme chronique, et prépare de cette manière aux malades des tourmens presque sans fin; elle occasionne l'œdème, l'hydropisie, la fièvre lente, et une foule d'autres maladies provenant de la faiblesse et de l'épuisement.

§. Pour nous guider dans le traitement du rhumatisme aigu simple, il importe de distinguer la différence de gravité dans laquelle il se manifeste.

A. *Premier Degré.*

La douleur et la fièvre ne sont pas fortes, tous les symptômes locaux et généraux sont très légers ; par conséquent le traitement doit être très simple. Ce qui importe le plus, c'est que le malade se tienne dans une *température uniforme, un peu élevée.* Il est bon de faire chauffer un peu l'appartement et de se couvrir légèrement quand on est au lit, afin de se garantir des refroidissemens. Généralement les parties affectées sont trop sensibles pour supporter le poids d'une épaisse couverture, d'un lit de plumes, etc.; cependant il est nécessaire de les tenir assez chaudement. A cet effet, je recommande l'application du taffetas ciré ou d'une toile cirée très fine ; rien ne favorise aussi bien la transpiration des parties affectées ; ces moyens sont préférables à la flanelle, qui les irrite et échauffe trop. Il y a cependant des cas où il est permis de les couvrir d'une légère couche de laine ; quelquefois même il est utile de les frictionner très légèrement avec de la laine, que l'on peut imprégner de vapeurs de succin, de genièvre, etc. ; toutefois ces derniers moyens peuvent devenir nuisibles dès qu'il se manifeste un certain degré de chaleur et un peu de rougeur à la partie affectée. On peut également couvrir la partie d'un sachet rempli de son de froment que l'on fait chauffer. D'autres fois j'ai observé de bons effets d'une application d'un emplâtre de jusquiame.

Lorsque l'affection locale manifeste un peu plus d'intensité, il est très utile d'exposer fréquemment la partie à des vapeurs émollientes d'eau, de lait, etc., en ayant soin de les sécher après. Il y a des cas où des fomentations chaudes avec du lait, avec une infusion de camomille dans laquelle on fait dissoudre un peu de savon, appliquées de temps en temps au moyen d'une pièce de toile fine, peuvent produire de bons effets. Cependant remarquons que les applications humides ne doivent être employées qu'avec la plus grande circonspection, afin d'éviter tout refroidissement.

Les cataplasmes émollients chauds ne conviennent généralement point, à cause du poids qui fatigue les parties trop sensibles.

Il importe en outre que le malade *boive très souvent*. La meilleure boisson est une légère infusion de sureau, de camomille, de mélisse, etc. Dans tous les cas, elle doit être tant soit peu chaude. Si, dès le principe, la fièvre manifeste un certain degré d'intensité, il est à propos de faire usage d'une boisson tempérante et adoucissante, par exemple, d'une limonade cuite, d'une tisanne de guimauve, de mauve, d'orge, etc., jusqu'à ce que la fièvre ait diminué.

§. Quant aux médicaments, on peut, dans la plupart des cas, s'en passer entièrement. Cependant, si l'on veut, on peut dès le principe employer le *sel ammoniac* avec une légère addition de *tartre émétique*. Dans six à huit onces d'eau distillée, on fait dissoudre deux gros de sel ammoniac et un demi-grain ou un grain de tartre émétique; on y ajoute un peu de suc de réglisse, et le malade en prend toutes les heures ou toutes les deux heures une cuillerée à soupe, de manière que toute la dose soit épuisée en vingt-quatre heures. Plus tard, lorsque la fièvre a diminué, on peut employer l'*esprit de Mindererus* à la dose d'un quart d'once jusqu'à une once dans six à huit onces d'eau, que l'on prend dans vingt-quatre heures. Il importe de ne point faire usage de ce médicament avant la diminution de la fièvre, parce qu'il est trop stimulant, et que pris trop tôt il peut faire dégénérer un rhumatisme aigu simple en rhumatisme inflammatoire. Seulement, dans les cas où, dès le principe, la fièvre est très légère, il est permis d'employer l'esprit de Mindererus.

La nourriture du malade doit être très frugale et légère; un peu de bouillon très légèrement aromatisé, convient dans la plupart des cas.

L'effet ordinaire du traitement indiqué ci-dessus, est d'amener les évacuations critiques des reins et de la peau, et de dissiper ainsi la fièvre et l'affection locale d'une manière facile et sans qu'il en reste aucune suite fâcheuse.

Si les douleurs continuent après la cessation de la fièvre, il convient d'avoir recours au camphre, que l'on peut combiner avec l'opium sous la forme de la poudre de Dover.

§. C'est chez les enfans que ce premier degré du rhumatisme aigu simple se rencontre le plus fréquemment, et qu'il est le plus souvent entièrement négligé, tout-à-fait méconnu, ou très mal traité. Il en résulte fréquemment que la fièvre devient plus forte et l'affection rhumatismale plus considérable. Les maladies les plus diverses, même des infirmités et des difformités, proviennent souvent de cette source, quoique ces effets ne se manifestent souvent que très long-temps après, et voilà pourquoi je crois devoir les signaler à la sollicitude des parens. Du reste, dans la plupart des cas ce premier degré du rhumatisme aigu simple n'exige chez les enfans autre chose que la chaleur du lit.

B. *Second Degré du rhumatisme aigu simple.*

Tous les symptômes sont plus intenses, la douleur est beaucoup plus violente, plus étendue, la fièvre beaucoup plus forte, sans toutefois manifester un caractère prononcé. Néanmoins l'intensité de la maladie peut faire craindre qu'en prenant un caractère particulier, soit inflammatoire, soit nerveux, etc., elle ne devienne plus dangereuse. La plupart des symptômes annoncent que, pour peu que la maladie fasse de progrès, elle peut dégénérer, se compliquer, etc. C'est sur ces considérations que sont basées les indications que nous avons à remplir dans le traitement du rhumatisme aigu simple, au second degré de son développement.

§. Avant tout il est urgent d'examiner attentivement la constitution du malade, ainsi que le caractère particulier de tous les symptômes, soit généraux, soit locaux. Cet examen nous mettra à même de prévoir le caractère que la maladie pourrait prendre en devenant plus grave.

Ici se présentent trois cas :

Premier cas. Le malade est doué *d'une constitution robuste, d'un tempérament sanguin;* quelquefois il manifeste une disposition aux maladies inflammatoires; les symptômes de la fièvre dénotent une augmentation générale de l'activité et de l'énergie. Le malade ne se sent point abattu ni faible; en un mot, les symptômes annoncent qu'une fièvre inflammatoire pourrait se former. L'affection locale offre le même caractère, la partie souffrante présente une vive rougeur, une forte chaleur et enflure; elle est extrêmement sensible.

Le traitement doit être conforme à ce caractère de la maladie.

Toute température tant soit peu chaude est nuisible; par conséquent le malade doit éviter avec soin tout échauffement de la partie affectée; il suffit de la couvrir d'une toile double; l'application de la laine et de tout autre corps chaud augmente généralement les douleurs.

Si l'affection locale manifeste beaucoup d'intensité, si la douleur et la rougeur sont vives, etc., alors il convient d'appliquer dès le principe quelques sangsues autour de la partie souffrante; généralement elles procurent un prompt soulagement. Lorsqu'elles ne produisent point cet effet, il est à propos d'exposer fréquemment la partie souffrante à des vapeurs émollientes d'eau, de lait, etc.; on peut même, au besoin, employer des fomentations tièdes avec une décoction de mauve, de guimauve, ou une très légère infusion de sureau. Je fais observer cependant que l'emploi de ce dernier moyen exige beaucoup de circonspection, et que les vapeurs sont toujours préférables.

Intérieurement, il convient d'employer les *diaphorétiques* les plus légers et qui n'échauffent point. Dans six à huit onces d'eau on fait dissoudre un grain de tartre émétique, ou bien, à la même quantité d'eau, on mêle un à deux gros de vin stibié, et on en fait prendre toutes les heures ou toutes les deux heures une cuillerée à soupe. Souvent il est très à propos de combiner, avec les moyens indiqués, une petite dose de tartrate ou de sulfate de potasse (depuis un quart d'once jusqu'à une once), ou de tout autre sel anti-phlogistique.

Il est surtout *indispensable* que le malade boive fréquemment; la boisson ne doit point être chaude; celle qui convient le mieux est une légère infusion de sureau.

Tout le régime du malade doit tendre à abattre

l'excitation; il doit être calmant, tempérant et rafraîchissant.

Si au moyen de ce traitement l'affection générale et locale s'est dissipée, le malade doit suivre pendant quelque temps le régime diaphorétique que j'ai indiqué en parlant du premier degré du rhumatisme aigu simple.

Mais il peut arriver que la fièvre, en augmentant, dégénère en une véritable fièvre inflammatoire. J'indiquerai le traitement qu'il conviendra d'employer dans ce cas, lorsque je parlerai du rhumatisme aigu inflammatoire.

D'autres fois, sans que la fièvre prenne un caractère vraiment inflammatoire, il arrive que l'affection locale augmente d'intensité, se développe jusqu'à l'inflammation, et se termine par la suppuration; cette terminaison est même assez fréquente lorsque le tempérament du malade est tel que je l'ai indiqué plus haut.

Second cas. Le malade est d'une *constitution faible et très sensible*. Chez les individus doués d'un pareil tempérament, la fièvre peut à la vérité devenir inflammatoire, mais le plus souvent elle a un caractère entièrement opposé; et lors même qu'elle offre dans le principe les symptômes qui dénotent un état inflammatoire, ce caractère de la maladie ne se soutient point, et bientôt

il dégénère en un état tout-à-fait opposé. Outre
la particularité du tempérament, la nature particulière des symptômes nous aide à reconnaître le
cas dont il est question. A la vérité les douleurs
sont souvent très violentes, mais il n'existe point
de rougeur, du moins elle est très faible, l'enflure est peu forte ; le malade montre de la faiblesse, de l'abattement, de la pâleur ; le pouls est
fréquent, mais petit et faible. Bref, tous les symptômes dénotent un commencement ou un léger
degré de fièvre nerveuse.

Dans ce cas il convient d'appliquer sur la partie affectée des sachets remplis de fleurs de sureau, de mauve, de roses et de verbascum, avec
un peu de farine de fèves. Les sachets doivent
être bien chauffés et appliqués pendant long-
temps.

Il convient également de pratiquer de légères frictions avec de la laine imprégnée de vapeurs sèches de baies de genièvre, de succin, de
sureau, de tilleul, etc.

Lorsque la partie affectée ne manifeste point
un trop haut degré de sensibilité, on peut mettre
un peu de camphre dans les sachets, ou en
saupoudrer légèrement la laine qui sert à frictionner.

Un moyen très salutaire est l'application d'un

sachet rempli de moutarde, ou d'un sinapisme dans le voisinage de la partie affectée : ees moyens détournent l'irritation et favorisent la transpiration.

Les vésicatoires peuvent être d'un très grand secours, surtout toutes les fois qu'il se manifeste une affection d'un organe interne. Il est nécessaire que l'écoulement séreux soit entretenu pendant quelque temps.

Les vapeurs sont également très salutaires, et peuvent être employées non-seulement localement, mais généralement, si cela est possible. On peut avec utilité faire des frictions dans la partie affectée avec une pommade légèrement camphrée ou avec le liniment volatil.

Le traitement interne exige des moyens *diaphorétiques légèrement excitans*. Il convient de faire une infusion d'angélique ou de valériane (une demi-once à une once sur six à huit onces d'eau), d'y ajouter de l'esprit de Mindererus (un quart d'once jusqu'à une once), ou de vin stibié (un à deux gros), et d'en prendre une cuillerée à soupe toutes les heures ou toutes les deux heures.

Lorsque la sensibilité du malade est très exaltée, on fait bien de combiner avec les substances indiquées un moyen calmant, par exemple, l'ex-

trait de jusquiame (cinq à dix grains), ou l'extrait d'aconit (un à trois grains).

Lorsqu'il se manifeste un assez haut degré de faiblesse, il est à propos de remplacer l'esprit de Mindererus par la liqueur de corne de cerf succinique
(un demi-gros à deux gros), et d'ajouter une dose
d'éther (vingt à cent gouttes). Un des principaux moyens, dans ce dernier cas, est la poudre
de Dover, à laquelle on ajoute une petite dose de
soufre d'antimoine doré. Une composition de
camphre, de calomélas, de tartre stibié et d'o-
pium, présente les mêmes avantages.

Le choix, la combinaison et la dose des médicamens, dépendent du degré de la fièvre, de celui
de la faiblesse ou du spasme; ce dernier exige
particulièrement l'emploi des narcotiques.

Du reste, le régime ne doit point être débili-
tant ; au contraire, il doit tendre à ranimer et à
soutenir les forces.

Dans la modification du rhumatisme aigu
simple dont il est question, il arrive facilement que
les *transpirations* deviennent *profuses*, ce qui est
toujours défavorable ; on doit apporter la plus
grande circonspection à cet égard. Dès que les
transpirations se prolongent trop, dès qu'elles affaiblissent le malade, il est urgent de les arrêter.
A cet effet il convient d'avoir recours à l'acide

sulfurique, à l'eau de Rabel, etc., dans une infusion d'angélique, de valériane, avec une forte
dose de sirop.

Ce n'est que dans cette circonstance particulière
qu'on a pu recommander l'emploi de l'acide sulfurique dans le traitement du rhumatisme aigu.

Le rhumatisme aigu dont nous parlons ici,
peut aussi dégénérer facilement en rhumatisme
chronique.

Troisième cas. Chez les malades d'une *constitution faible et atonique*, dont la sensibilité
nerveuse n'est point exaltée, mais au contraire
déprimée, dont le *tempérament est insensible,
flegmatique*, le rhumatisme aigu dans son second degré subit une modification particulière.
D'ordinaire les douleurs sont faibles, mais on
remarque beaucoup de roideur dans la partie
affectée. La rougeur manque, ou du moins elle
est faible; quelquefois elle a une teinte pâle et
livide. Il peut se former une enflure, mais
elle est généralement molle. La partie souffrante
est peu tendue et a peu de chaleur; elle est peu
sensible au toucher, à l'action des médicamens, etc.

Les symptômes généraux sont ceux qui caractérisent un commencement ou un très léger degré de fièvre nerveuse avec *torpeur*. Dans tous

les organes, dans toutes les fonctions on remarque une sorte d'abattement, de langueur et
d'insensibilité; le moral du malade est affecté de
la même manière; il montre de l'impassibilité;
il est presque indifférent à tout ce qui se passe
autour de lui, il ne paraît même pas s'occuper
de sa maladie.

Le traitement du rhumatisme aigu simple
ainsi modifié, nécessite dès le principe l'emploi
des moyens énergiques, soit localement, soit généralement.

Il convient surtout de frictionner fortement la
partie affectée avec de la laine imprégnée de vapeurs aromatiques, de continuer ces frictions assez long-temps et de les répéter souvent; d'appliquer des sachets remplis de fleurs aromatiques
auxquelles on joint une forte dose de camphre.

Les sinapismes et les vésicatoires appliqués
dans le voisinage de la partie affectée, sont également d'un très grand secours.

Intérieurement, les moyens les plus utiles sont
les médicamens âcres et aromatiques, par
exemple, les infusions de racine de gingembre,
de racine de sénéga, de racine et de fleurs d'arnica
et autres; on les combine avec une dose d'esprit de
Mindererus, de camphre, de liqueur de corne de
cerf, ou de tout autre médicament diaphorétique.

Le camphre, combiné avec le calomélas, produit également de très bons effets.

L'emploi de la résine de gayac peut être extrêmement salutaire toutes les fois que l'excitation générale et locale est sensiblement déprimée.

Le malade doit suivre un régime un peu stimulant ; il peut boire du vin chaud, pourvu qu'il ne contienne point d'acide ; un bon vin rouge convient le mieux. La meilleure boisson ordinaire est une infusion aromatique de sureau, de mélisse, de menthe, etc., avec une petite dose de Cognac.

Cette espèce de rhumatisme fébrile laisse facilement à sa suite un rhumatisme chronique et atonique.

DU RHUMATISME AIGU INFLAMMATOIRE.

Le rhumatisme aigu ne se borne point toujours à une simple irritation des nerfs, à un simple spasme des vaisseaux exhalans et lymphatiques de la partie affectée. Souvent l'action des causes nuisibles s'étend sur les vaisseaux sanguins, les artères et les veines de la partie, et acquiert en même temps une telle intensité que la maladie prend le caractère d'une véritable inflammation. Alors les douleurs sont beaucoup plus violentes que dans les cas précédens ; elles sont plus lancinantes et pulsatives, elles s'étendent davantage, et lorsque la partie affectée n'est pas trop profondément située, on remarque toujours extérieurement de l'enflure et une rougeur plus ou moins foncée.

L'état général du malade présente les *symptômes* les plus évidens d'une *fièvre inflammatoire*, dont le principal caractère est une vive exaltation de l'énergie et de l'activité des vaisseaux sanguins. L'irritation et la tension des veines de la partie affectée, font que le sang est refoulé avec force vers le cœur, et cette violente congestion y occasionne, ainsi que dans les artères, les réactions les plus énergiques. De là vient que le pouls est plein, dur et fréquent, que la chaleur est très forte et continue, la face souvent très rouge et enflammée, les urines rares et d'une couleur très foncée, etc. ; souvent surviennent de légers symptômes d'une fluxion de poitrine, surtout lorsque les muscles du thorax sont affectés. Du reste, le rhumatisme inflammatoire peut se développer non seulement extérieurement dans les muscles, leurs ligamens, aponévroses, etc., mais également dans les surfaces internes, les glandes et autres parties.

§. Cette maladie attaque principalement les

personnes jeunes, robustes et très bien portantes, surtout aux époques où la constitution de l'atmosphère favorise les maladies inflammatoires, c'est-à-dire lorsque l'air est très froid et humide, lorsque les vents du nord et de l'ouest règnent, lorsqu'il s'opère un changement brusque dans l'atmosphère.

Le plus souvent cette affection se déclare après un *violent refroidissement*. De plus, il est essentiel d'observer qu'un rhumatisme aigu simple devient facilement inflammatoire lorsqu'il est négligé ou mal traité, lorsque l'affection locale n'est pas convenablement appréciée et dirigée, et lorsque les sueurs critiques sont fréquemment interrompues par de nouveaux refroidissemens. Le rhumatisme aigu simple dégénère d'autant plus facilement en rhumatisme inflammatoire, que le tempérament du malade est plus robuste et plus sanguin, et qu'il montre plus de dispositions aux maladies inflammatoires.

§. Généralement la *durée* du rhumatisme inflammatoire est courte. Lorsque la maladie ne se décide pas au plus tard vers le septième jour, alors elle prend d'ordinaire très promptement un caractère de malignité.

Si l'inflammation locale n'est pas combattue par des moyens très énergiques, elle peut se terminer par la suppuration ; les abcès qui en résultent sont généralement d'une guérison difficile, ils occasionnent souvent des fistules, etc.

Le rhumatisme inflammatoire se termine généralement et principalement par des transpirations critiques ; cependant il se décide aussi assez souvent, du moins en partie, par des hémorragies critiques.

TRAITEMENT.

Pour combattre le rhumatisme inflammatoire il est indispensable de mettre en usage, *dès le commencement*, une méthode *promptement efficace;* l'importance d'un pareil traitement résulte :

1º De ce que la maladie est grave et qu'elle peut devenir mortelle.

2º De ce qu'elle peut laisser après elle des traces plus ou moins fâcheuses, notamment un rhumatisme chronique, qui occasionne souvent aux malades des tourmens atroces pour le reste de leurs jours.

Cette double considération suffit sans doute pour appeler sur ce point toute l'attention des lecteurs, et pour leur prouver combien il est urgent de combattre le rhumatisme inflammatoire par une méthode sûre et décisive. De plus, il importe qu'une telle méthode soit mise en usage *dès le principe* : ce n'est qu'en suivant cette règle que nous parvenons à arrêter promptement les progrès de la maladie, et à en abréger la durée au point qu'elle ne se prolonge guère au-delà de trois à neuf jours. *Tout traitement palliatif*, et trop peu énergique, ne peut produire ces résultats. Je dois même faire observer que le meilleur traitement employé plus tard, n'opère point *aussi efficacement que dans le commencement*, et qu'alors la maladie se prolonge pendant quatre ou six semaines, et même au-delà.

Les avis des médecins diffèrent sur le meilleur traitement à employer contre cette maladie. Je vais indiquer la méthode à l'application de laquelle j'ai presque constamment dû les plus heureux résultats.

§§. *Avant tout il faut faire une saignée au moyen de la lancette.* Si au bout de douze à vingt heures, les symptômes de la fièvre n'ont pas considérablement diminué de violence, il est nécessaire de réitérer la saignée.

J'ai observé des cas où la saignée a dû être réitérée trois et même quatre fois. En général, elle doit être plus ou moins forte, on doit la réitérer plus ou moins souvent suivant la violence des accidens locaux, et selon que leur rapport avec la fièvre est plus ou moins prononcé ; ce rapport, qui existe entre ces accidens et la fièvre, fait que les accidens augmentent lorsque le pouls devient plus dur et plus plein, et la chaleur plus forte, et qu'ils diminuent lorsque le pouls est plus mou et plus petit, et la chaleur plus faible. La saignée doit également être d'autant plus forte que la constitution du malade est plus robuste, son tempérament plus sanguin, et lorsque la maladie menace de se porter sur des organes internes et nobles. Quelquefois une saignée de huit à dix onces suffit ; d'autres fois elle doit être de quinze à dix-huit onces. Dans la plupart des cas, la force de la saignée doit tenir le milieu entre le minimum et le maximum que je viens d'indiquer.

Qu'il me soit permis de m'élever ici de nouveau contre *l'abus des évacuations sanguines.* Quoique dans le traitement du rhumatisme inflammatoire elles soient un des principaux et plus urgens moyens, il importe extrêmement de ne jamais perdre de vue que mal employées ou prodiguées mal à propos, elles occasionnent les accidens les plus fâcheux. Les saignées trop abondantes font prendre au rhumatisme inflammatoire, promptement ou peu à peu, un caractère de malignité, et elles favorisent singulièrement la dégénération du rhumatisme aigu en rhumatisme chronique. Jamais nous ne devons, dans cette maladie, réitérer la saignée dans la seule vue de faire cesser entièrement les douleurs. Il est très vrai qu'elles diminuent d'ordinaire à la suite de la saignée, mais généralement ce n'est qu'au moyen des évacuations critiques qui surviennent plus tard qu'elles se dissipent entièrement.

Pendant toute la période de la maladie où il faut combattre l'état inflammatoire, le malade doit faire un usage fréquent d'une boisson adoucissante et tempérante. La meilleure est une décoction d'avoine, d'orge, de guimauve, etc., dans laquelle on fait dissoudre du sel de nitre, et l'on fait prendre de ce sel un à deux gros dans vingt-quatre heures.

Si le malade est très constipé, il convient beaucoup qu'il fasse usage de quelques lavemens émolliens et apéritifs, composés d'eau, d'une cuillerée à soupe de sel ordinaire, et de deux cuillerées d'huile d'olives.

Tout le régime doit être tempérant et rafraîchissant, cependant le malade doit se tenir un peu chaudement; en général, dans toutes les affections rhumatismales il faut toujours éviter le froid.

De suite après la saignée, ou du moins dès

*que l'état inflammatoire est suffisamment di-
minué,* il convient de provoquer *des évacuations
alvines,* dans la vue de suppléer en quelque sorte
à l'excrétion cutanée, dont la suppression a donné
lieu aux violentes réactions du cœur et des
vaisseaux. A cet effet je fais prendre aux malades
une dose d'huile de ricin (une demi-once à une
once), ou une dose de sulfate de magnésie
(une demi-once à une once); ces médicamens
doivent être pris dans une tasse de décoction
mucilagineuse un peu chaude. La purgation
doit, selon les circonstances, être réitérée tous
les jours ou tous les deux jours, et cela pendant l'espace de cinq à huit jours.

*Après deux jours de purgation il faut, sans
perdre de temps, employer les moyens propres
à rétablir la fonction de la peau, c'est-à-dire
la perspiration et la transpiration.* A cet effet je
me sers d'ordinaire de l'opium combiné avec
le calomélas. La dose de l'opium est d'un quart
de grain ou d'un demi-grain toutes les heures
ou toutes les deux heures; celle du calomélas est
d'un demi à un grain donné dans les mêmes
intervalles. En même temps il est nécessaire
que le malade fasse un usage fréquent d'infusions légères et tièdes de sureau, tilleul, etc., et
qu'il se tienne chaudement.

Quelquefois, au lieu de l'opium et du calomélas, j'emploie le tartre émétique combiné avec le
sel ammoniac ; d'autres fois une composition d'o-
pium (un quart à un demi-grain par dose), de
camphre (un à trois grains par dose), et de
tartre stibié (un huitième à un sixième à un
quart de grain par dose), que je fais prendre
toutes les deux à quatre heures. (Voyez *Second
degré du rhumatisme aigu simple.*)

Ces différens médicamens doivent être continués pendant vingt-quatre à quarante-huit heures.

A la place des moyens indiqués en dernier
lieu, j'emploie souvent la *teinture de colchique*,
dont j'ai presque constamment retiré les effets les
plus salutaires et les plus prompts. D'ordinaire je
la combine avec une très petite dose soit de laudanum de Sydenham, soit de camphre, soit d'une
préparation d'antimoine, selon que la constitution
du malade et les particularités de la maladie
l'exigent. L'usage de ce médicament doit presque toujours être précédé par les émissions sanguines et les évacuations du canal intestinal. La
dose varie ; dans les cas graves j'en fais prendre
trois à quatre fois par jour trente à quarante
gouttes ; dans les cas légers je n'en donne que
vingt à vingt-cinq gouttes ; *dès que la violence
des symptômes a diminué,* il faut de suite dimi-

nuer la dose. En général, l'emploi de cette teinture exige la double précaution de ne point la
continuer trop long-temps, et de n'en point hasarder des doses trop fortes.

Dans les rechutes, *auxquelles le rhumatisme inflammatoire montre une grande disposition*,
la teinture de colchique agit plus efficacement
que tout autre médicament et doit par conséquent
être employée de préférence ; dans ce cas nous
pouvons même y recourir dès le principe , si les
forces du malade ne sont point suffisamment rétablies. Au contraire, son usage doit être précédé par la saignée et les évacuations alvines ,
toutes les fois que l'état des forces le permet et
que les symptômes l'exigent.

La teinture en question doit être préparée avec
de l'oignon de colchique frais recueilli au commencement de l'été ; on prend deux onces de cette
substance que l'on fait macérer pendant huit à dix
jours dans quatre onces d'esprit-de-vin.

§. Le traitement local du rhumatisme inflammatoire exige principalement l'application de
sangsues le plus près possible de la partie souffrante. Plus elle est rouge, enflée, douloureuse et
sensible, plus il est urgent d'avoir recours aux
évacuations sanguines locales. Le moment le plus
convenable pour les pratiquer est immédiatement

après les évacuations sanguines générales, lorsque la violence de la fièvre est tellement rompue
que celles-ci ne sont plus indiquées. Avant la saignée à la lancette, l'application des sangsues à la
partie affectée est presque toujours nuisible; elle
augmente la congestion, l'irritation, la douleur, etc.
Quant à l'abus des évacuations sanguines locales,
je renvoie à ce que j'ai dit plus haut à l'égard de
la pratique de la saignée générale. L'emploi in-
considéré de ce moyen présente, à l'égard de la
partie affectée, des inconvéniens particuliers; une
faiblesse excessive, une roideur, une enflure,
une insensibilité ou une susceptibilité extrême
de la partie, peuvent en être les suites.

Après avoir appliqué des sangsues, il convient
d'exposer la partie fréquemment et pendant long-
temps à des vapeurs émollientes de lait, d'eau,
d'eau de mauve, etc. Lorsque l'inflammation est
très forte, il est utile d'avoir recours aux fomentations tièdes avec du lait, de l'eau de mauve, etc.

A l'aide des moyens indiqués, nous parvenons
ordinairement à dissiper l'inflammation. Si, malgré leur emploi, la douleur devient de plus en plus
forte et pulsative, si la tension augmente de plus
en plus, alors la terminaison en suppuration est
inévitable, et loin de vouloir nous y opposer, nous
devons la favoriser autant qu'il est possible. A cet

effet, on couvre toute la partie affectée ainsi que les parties environnantes, d'un cataplasme émollient. Un autre moyen très efficace est de baigner ces parties souvent, et, pendant un certain temps (une demi-heure à une heure), dans de l'eau tiède, du lait tiède, ou toute autre liqueur émolliente et mucilagineuse. Ce moyen peut même être utilement employé beaucoup plus tôt, dans le but de dissiper l'inflammation.

Les grands bains tièdes produisent également l'effet le plus salutaire ; dans la première période *de la maladie, ils contribuent puissamment à dissiper l'inflammation*, et lorsque la suppuration est devenue inévitable, ils en hâtent le développement et la maturité.

Dès que la suppuration est parvenue à la maturité, il convient d'ouvrir l'abcès au moyen de la lancette, dans le cas où son siége est dans les muscles, les aponévroses, etc. ; mais lorsqu'il siége dans une *partie glanduleuse*, il faut le plus souvent en abandonner l'ouverture à la nature, tout en continuant l'emploi des moyens indiqués ci-dessus. L'abcès ouvert, soit naturellement, soit au moyen de la lancette, on doit continuer l'usage des fomentations ou d'un autre moyen indiqué, jusqu'à ce que la dureté dans la partie et autour soit à-peu-près entièrement dissipée. Alors

il suffit généralement de panser simplement avec
de la charpie.

DU RHUMATISME FÉBRILE GASTRIQUE.

Les causes capables de produire un rhumatisme fébrile, troublent très souvent les fonctions de l'estomac, du foie, et des autres organes de la digestion. C'est principalement sur
les sécrétions de ces organes que le dérangement
de la transpiration peut influer de la manière la
plus sensible; les altérations de la bile, du suc
gastrique, etc., en sont des résultats très ordinaires.

La fréquence d'un semblable effet ne doit pas
nous étonner, si nous considérons que la diminution ou suppression de l'excrétion cutanée,
en dérangeant l'équilibre soit dans le mélange,
soit dans la circulation des humeurs, doit souvent produire une altération dans les sécrétions
et excrétions des autres organes.

§. Dans cette modification de la maladie,
les symptômes du rhumatisme sont combinés
avec les symptômes qui caractérisent l'état appelé *gastrique*, savoir : diminution ou perte de
l'appétit, mauvais goût de la bouche, rapports
d'un mauvais goût, nausées, envie de vomir,

langue chargée, blanche ou jaune; douleur, oppression ou pesanteur dans la région de l'estomac et des hypocondres, coliques, vomissemens,
diarrhées, etc.

Les symptômes de la fièvre et ceux de l'affection rhumatismale locale, sont les mêmes que
ceux que j'ai indiqués en parlant des autres espèces de rhumatisme fébrile.

Généralement le caractère du rhumatisme
fébrile gastrique est *bilieux*, quelquefois pituiteux. Je ne parlerai point de ce dernier, attendu
que le traitement est exactement le même que
celui qui sera indiqué lorsqu'il sera question du rhumatisme aigu avec fièvre nerveuse.

§. Le rhumatisme fébrile gastrique est
une maladie extrêmement fréquente. Sauf quelques exceptions, chaque année, souvent à deux
reprises différentes, et souvent pendant plusieurs
mois de suite, cette affection est si généralement répandue que les trois quarts des malades en sont atteints. Du reste, cette espèce
d'épidémie peut se manifester à toutes les époques de l'année.

§. Assez fréquemment il arrive que les accidens qui caractérisent le rhumatisme gastrique
sont primitivement, et même uniquement, oc-

casionnés par une altération de la bile. C'est pourquoi il est nécessaire de distinguer deux cas.

a. L'embarras gastrique est occasionné par le dérangement rhumatismal ; il n'en est qu'une suite, un effet secondaire ; ou bien il s'y joint accidentellement, ce qui arrive principalement dans certaines saisons, lorsque la constitution de l'atmosphère favorise particulièrement les altérations de la bile, etc.

Dans ce cas il convient généralement de combattre en premier lieu l'embarras gastrique. A cet effet on donne un *vomitif*, on le réitère une ou deux fois si cela est nécessaire. Si le vomitif ne suffit pas, il convient de provoquer des évacuations alvines par des purgatifs, dont on réitère l'usage au besoin. Par ce traitement l'embarras gastrique cesse ou diminue considérablement ; le rhumatisme fébrile gastrique change en rhumatisme fébrile simple, lequel ensuite doit être traité d'après les principes établis plus haut.

L'emploi des vomitifs et des purgatifs dans la première période de cette maladie, est nuisible et *sévèrement interdit*, lorsque la fièvre et l'affection locale sont tellement violentes et manifestent un caractère tellement inflammatoire, qu'il en résulte la nécessité de faire une saignée. Dans ce cas celle-ci doit précéder tout autre remède, et l'on n'emploiera les vomitifs et les purgatifs qu'après que l'état inflammatoire aura été suffisamment combattu.

Lorsque l'embarras gastrique qui accompagne le rhumatisme fébrile, n'est pas assez prononcé pour nécessiter l'emploi des vomitifs et des purgatifs, on doit se borner à l'usage des médicamens *incisifs* et *apéritifs*, parmi lesquels on choisira de préférence ceux qui sont en même temps *diaphorétiques*, par exemple, le tartre émétique, le sel ammoniac, etc.; on y ajoutera une dose de sulfate de magnésie ou de tartrate de potasse, etc. Dans six à huit onces d'eau on fera dissoudre un à deux grains de tartre émétique, on y ajoutera un à deux gros de sel ammoniac, et deux à quatre gros de sulfate de magnésie ou de tartrate de potasse; on en fait prendre toutes les heures ou toutes les deux heures une cuillerée à soupe.

Il est bien entendu que dans tous les cas le malade doit boire fréquemment. Une des meilleures boissons est une limonade cuite.

b. Lorsque l'affection rhumatismale dépend primitivement et uniquement d'un embarras gastrique, d'une altération de la bile, etc., le traitement n'exige le plus souvent que l'emploi des vomitifs et des purgatifs. Dans le cas où ils ne suffiraient pas pour faire cesser entièrement les douleurs rhumatismales, nous devons avoir recours aux divers moyens indiqués dans le traitement des *autres espèces de rhumatisme*, notamment aux *topiques* dont je parlerai dans le chapitre du rhumatisme récent non fébrile.

DU RHUMATISME AVEC FIÈVRE NERVEUSE.

Il se présente ici deux cas dont la distinction n'est point sans utilité pour la pratique.

a. Une fièvre nerveuse primitive est compliquée par des douleurs rhumatismales dans les parties molles, ce qui provient généralement du tempérament du malade, souvent aussi de la constitution de l'atmosphère favorisant les affections rhumatismales; ce cas ne se distinguant point essentiellement de la *fièvre nerveuse ordinaire*, ce n'est point ici le lieu d'en parler.

b. Une affection rhumatismale ordinaire, provenant d'un refroidissement, se caractérise dès le principe par un état de *faiblesse*, ou celle-ci se manifeste plus tard dans le cours de la maladie. Les causes qui donnent le plus souvent lieu à cette modification du rhumatisme fébrile, sont un tempérament faible et très sensible, une certaine constitution de l'atmosphère très favorable au développement des fièvres nerveuses, les émotions violentes et réitérées, le chagrin, l'ennui, etc. ; l'abus des moyens débilitans, principalement des évacuations sanguines, les dérangemens des transpirations et autres évacuations critiques. Observons en outre qu'en général le rhumatisme aigu montre une très grande facilité à se compliquer avec une fièvre nerveuse.

Toutes les fois que le rhumatisme fébrile offre dès le principe les symptômes d'un état *catarrhal* et *pituiteux*, tandis que le caractère inflammatoire ne se prononce que faiblement, la maladie appartient généralement à l'espèce de rhumatisme dont il est ici question.

§. Lorsque le rhumatisme est accompagné d'une *fièvre nerveuse*, les douleurs sont d'ordinaire très violentes, mais elles dénotent une nature plutôt *nerveuse* qu'inflammatoire, d'où il vient que ni l'enflure, ni la rougeur et la chaleur ne sont jamais très fortes ; souvent elles sont précédées par une pesanteur, par un abattement général, principalement dans les membres. Lorsqu'elles sont très étendues et qu'elles se portent sur des parties très sensibles, elles peuvent occasionner des évanouissemens et des convulsions.

D'ordinaire les malades sont inquiets, abattus et très susceptibles. Le pouls est fréquent, mais faible. La couleur des urines n'est point foncée, elle varie quelquefois d'un instant à l'autre. Dans toutes les fonctions il se manifeste un caractère de faiblesse ; en outre elles sont sujettes à de fréquentes variations, ce qui fait que les phénomènes de la maladie sont très variables et trompeurs, au point de prendre d'un instant à l'autre des caractères entièrement opposés. Quelquefois il survient, dès les premiers jours, des transpirations profuses qui ne soulagent ni les douleurs ni les autres accidens.

D'ordinaire cette maladie traîne en longueur ; sa moindre durée est de deux à trois semaines.

Ce qui caractérise particulièrement les douleurs qui accompagnent cette espèce de rhumatisme, c'est qu'elles sont généralement très vagues et errantes, qu'elles *rentrent facilement*, et se portent d'une partie externe sur un organe interne et noble. Des accidens très dangereux, et même mortels, peuvent résulter de ce transport. Ce qui l'occasionne principalement, ce sont de nouveaux refroidissemens, la frayeur, la colère ou toute autre émotion violente, des fautes graves contre le régime, etc. C'est ainsi que nous voyons survenir des affections très graves du cerveau, les délires les plus violens, des fluxions de poitrine, des inflammations dans les entrailles, dans les yeux, etc. Le plus souvent, c'est sur la vessie que se fait le transport de la maladie; la rétention d'urines, et les douleurs que cause leur émission, en sont les suites les plus fréquentes. Quelquefois il en résulte des convulsions, le tétanos, le trismus; d'autres fois une mort subite, apoplectique ou suffocative.

Même dans les cas où la maladie se termine heureusement, il reste souvent dans les membres affectés beaucoup de roideur et de faiblesse. Cette espèce de rhumatisme dégénère facilement en rhumatisme chronique. Quelquefois la marche de la fièvre change; d'abord elle devient rémittente, à la fin il reste une véritable fièvre d'accès. Lorsque la maladie traîne en longueur, la fièvre peut dégénérer en fièvre lente et entraîner la mort.

Le plus souvent cette maladie se décide par des transpirations et des urines critiques; mais il est à remarquer que ces évacuations ne sont point toujours aussi copieuses que dans les autres espèces de rhumatisme fébrile. Quelquefois elles ne consistent qu'en une légère sueur, ou en un sédiment extrêmement fin dans les urines, qui ne se dépose pas même toujours au fond du vase. Dans quelques cas les crises sont à-peu-près imperceptibles. Assez souvent cette maladie se décide par diverses éruptions cutanées, notamment par une miliaire, par des furoncles, par des vésicules remplies d'une matière semblable au pus ; quelquefois aussi par une salivation.

Le rhumatisme avec fièvre nerveuse est *dangereux*, et d'une issue souvent *douteuse*. Ce qui présente le plus de danger, c'est la *suppression et la rentrée des douleurs*. Souvent le meilleur traitement n'empêche pas que la maladie ne dégénère en rhumatisme chronique, ou ne laisse à sa suite des affections secondaires très diverses dans un organe ou système quelconque.

§. Dans le traitement de cette maladie il importe autant *d'éviter* tout moyen dont l'effet pourrait devenir nuisible, que d'employer les moyens utiles et convenables. La *saignée principalement* est très souvent dangereuse et presque toujours inutile.

L'emploi des purgatifs, même des lavemens apéritifs, exige beaucoup de réserve et de circonspection ; il en résulte facilement le transport des douleurs sur un organe interne. Cependant il est à remarquer que les *vomitifs* donnés à propos produisent dans certains cas l'effet le plus salutaire. Cela arrive lorsque la maladie présente les indices d'un embarras gastrique assez prononcé, et lorsque le tempérament du malade est pituiteux et flegmatique, du moins lorsqu'il n'est pas très nerveux et délicat.

L'emploi des vomitifs est d'autant plus salutaire, que la marche de la maladie est plus lente, et que ses symptômes annoncent un état de langueur et de torpeur dans les fonctions, principalement dans celles du système nerveux. Généralement il n'est permis d'avoir recours aux vomitifs qu'au commencement.

Lorsque les symptômes généraux et locaux annoncent un certain degré d'excitation, ce qui arrive surtout pendant les premiers jours de la maladie, il convient, du moins dans le principe, de s'en tenir aux boissons adoucissantes et légèrement sudorifiques, et au régime général et local indiqué pour les autres espèces de rhumatisme fébrile, principalement pour le deuxième degré du rhumatisme fébrile simple chez les individus d'un tempérament faible et nerveux.

§§. Les principaux médicamens que j'emploie dans le traitement du rhumatisme avec fièvre

8..

nerveuse, sont le camphre, l'opium, le calomélas, les vésicatoires et le quinquina.

Le *camphre* convient lorsque les symptômes
généraux et locaux annoncent un état de faiblesse et de torpeur, lorsqu'il n'existe pas de
congestions du sang au cerveau, à la poitrine, etc., et surtout lorsque l'action de la peau
est sensiblement déprimée, et qu'il s'agit principalement de rétablir la transpiration.

La dose du camphre doit être d'abord faible (un à quatre gros à prendre toutes les deux
heures), mais peu à peu il faut la renforcer. Il y a
même des cas qui exigent que le malade en prenne,
dans vingt-quatre heures, jusqu'à un gros et plus.

Quelquefois on peut se borner à employer
l'esprit de Mindererus au lieu du camphre.

L'*opium* ne doit être donné que lorsque les
douleurs sont extrêmement violentes, lorsqu'elles occasionnent des convulsions, lorsqu'elles ravissent aux malades tout repos et
tout sommeil, et *qu'en même temps la
fièvre n'est pas très forte*. Dans le cas où nous
remarquons les symptômes *d'une affection du
cerveau*, l'usage de l'opium exige la plus
grande circonspection. En général ce médicament convient mieux aux personnes jeunes
d'un tempérament nerveux, qu'aux personnes

âgées. Le moment le plus favorable de donner l'opium est vers le soir. Presque toujours on fera bien de le combiner avec l'ipécacuanha. La dose de l'opium est un quart de grain à un grain; celle de l'ipécacuanha un demi-grain à un grain et demi, à prendre toutes les deux à trois heures.

J'emploie le *calomélas* lorsque la marche de la maladie est lente, et lorsque les symptômes dénotent un état pituiteux, et en général un épaississement, une viscosité des humeurs lymphatiques. Le calomélas prévient, mieux que tout autre moyen, les stagnations et les engorgemens de la lymphe dans les parties affectées. On en donne six à dix grains dans l'espace de vingt-quatre heures, laquelle dose suffit souvent pour atteindre le but qu'on se propose.

Le *quinquina* doit être donné dès que la fièvre commence à devenir évidemment rémittente; à plus forte raison lorsqu'elle prend le caractère d'une fièvre d'accès ou lente.

Les *vésicatoires* sont utiles et nécessaires lorsqu'il s'agit de relever, soit généralement, soit localement, l'activité des forces vitales, surtout lorsque l'action de l'organe cutané est déprimée, et que l'excitation d'une transpiration salutaire exige l'emploi des stimulans. Les vésicatoires sont également indiqués lorsque la maladie menace d'affecter ou a déjà atteint un organe interne. En général ils sont utiles pour détourner l'irritation et le spasme, ou pour dissiper la faiblesse et la torpeur d'une partie quelconque.

Lorsqu'on les emploie pour détourner l'irritation, il convient d'ordinaire de les appliquer à quelque distance de la partie affectée. Au contraire, ils doivent être appliqués le plus près possible de cette partie lorsqu'il s'agit d'en dissiper l'insensibilité, l'inaction, la faiblesse, etc.

§. Le *traitement local* exige une attention toute particulière, afin d'empêcher que les douleurs ne rentrent et ne se portent sur un organe interne et noble. De tous les moyens celui qui convient le mieux, c'est d'envelopper toute la partie affectée avec du taffetas ciré. En général les parties souffrantes doivent être tenues dans une température égale, mais un peu chaude. Les fomentations, les cataplasmes, et d'autres moyens de ce genre, doivent être évités parce qu'ils exposent le malade à des refroidissemens. Par la même raison il faut s'abstenir des bains chauds que plusieurs médecins recommandent; ils conviennent d'autant moins que l'extrême sensibilité des malades fait que le moindre mouvement leur cause les plus vives douleurs.

§. Dans cette maladie les transpirations devenant facilement *profuses*, et par cela même *nuisibles*, il en résulte une *règle très importante* pour le traitement. Sans doute il importe extrêmement que le malade soit tenu dans une température suffisamment chaude, sans doute le moindre refroidissement peut occasionner les accidens les plus fâcheux; mais d'un autre côté gardons-nous également *de pousser trop loin le régime diaphorétique*, et d'employer sans discontinuation des médicamens qui excitent la transpiration. Jamais nous ne devons perdre de vue que des transpirations trop fortes ou trop prolongées produisent facilement un effet nuisible et même très fâcheux, par le grand affaiblissement qu'elles entraînent. Les deux extrêmes doivent être évités avec un soin égal, et c'est en tenant à cet égard un juste milieu que nous remplissons une des principales conditions du succès de la cure.

§. Dans le cas où l'affection rhumatismale aurait été *supprimée*, et se serait portée sur un *organe interne*, le traitement peut varier selon la nature des symptômes et l'importance de l'organe attaqué.

Lorsque les symptômes annoncent qu'il y a une forte inflammation, surtout dans un or gane noble, alors il est urgent de faire une ou plusieurs fortes saignées. Dans tout autre cas où la saignée n'est point indiquée, on emploie dès le principe le camphre en fortes doses, des grands bains chauds et des lavemens excitans. Ces divers moyens ne doivent être employés qu'après la saignée, dans le cas où celle-ci est indiquée.

Lorsque l'état du malade annonce en même temps une affection grave du système nerveux, il convient de combiner le camphre avec le musc.

Sur la partie qui aurait été le siége de l'affection rhumatismale, on applique des cataplasmes très irritans, des sinapismes, des vésicatoires, etc., ou on la frictionne fortement et pendant long-temps avec une brosse.

Dans le cas où il n'existe ni un état inflammatoire fortement prononcé, ni une affection grave du cerveau, l'usage réitéré des vomitifs produit l'effet le plus salutaire, en agissant très efficacement sur la peau.

A l'aide des moyens indiqués, nous parvenons fréquemment à ramener l'affection rhumatismale dans son siége primitif et externe. D'autres fois la maladie se décide par une sueur d'une odeur aigre et forte, par une miliaire, par une diarrhée muqueuse très copieuse, ou par l'évacuation d'urines très troubles et faisant un dépôt très épais semblable à du pus. A l'apparition de semblables évacuations, nous pouvons espérer que la maladie se terminera heureusement; mais souvent la suppression de semblables affections rhumatismales est suivie d'une mort prompte.

DU RHUMATISME RÉCENT SANS FIÈVRE.

Des douleurs plus ou moins étendues et plus ou moins violentes, tiraillantes ou lancinantes, sont le symptôme principal de cette maladie; elle se distingue des autres espèces de rhumatisme, en ce qu'elle n'est *point accompagnée de fièvre.*

Le siége des douleurs est dans les parties musculeuses, quelquefois seulement dans la peau. Le plus souvent elles attaquent les extrémités, les bras, les cuisses, les jambes, les omoplates, le col, les muscles du thorax; quelquefois les muscles de la face. Il arrive aussi que la douleur commence dans un endroit quelconque du bas-ventre, et qu'en suivant le cours du cordon spermatique, elle descend jusque dans les testicules, qui enflent et deviennent extrêmement douloureux.

Quelquefois les parties affectées ne manifestent ni chaleur, ni rougeur, ni enflure; elles sont seulement très sensibles; assez souvent elles sont même froides au toucher.

§. Le rhumatisme récent sans fièvre peut provenir d'un *vice interne*, par exemple, d'une viscosité des humeurs, d'une faiblesse et atonie de tout l'organisme et de la peau en particulier, etc., ces causes empêchant la libre évacuation des matières destinées à être expulsées; mais le plus souvent cette maladie est occasionnée par un *refroidissement*, surtout lorsqu'une partie en transpiration a été exposée à un courant d'air. Chez beaucoup de personnes elle résulte principalement d'une sensibilité excessive de la peau, ordinairement accompagnée d'une faiblesse particulière de cet organe. D'où il vient que, même chez des personnes d'ailleurs très bien portantes, des douleurs rhumatismales se déclarent souvent après les causes les plus légères.

Dans les temps humides et froids, et lorsque la température change souvent et subitement, cette maladie devient souvent en quelque sorte épidémique.

§. Le traitement du rhumatisme récent sans fièvre varie selon la violence et l'opiniâtreté des accidens, selon leur caractère particulier, etc.

Dans les cas *peu graves*, une des méthodes les plus efficaces est la suivante : on prend de l'o-pium et du calomélas (un demi-grain à un grain de chacun), du camphre et de la poudre d'ipé-cacuanha (un à deux grains de chacun); on en fait une prise avec un peu de sucre pilé. Le malade avale cette prise un moment avant de se coucher, et quelques instans après il boit quelques tasses d'infusion chaude de sureau et de camo-mille. Au lit, il se couvrira un peu plus que de coutume. Généralement il survient une légère transpiration, et la douleur se dissipe souvent dans une seule nuit.

Chez les malades dont le corps est sec et la fibre tendue, le remède indiqué est d'autant plus efficace, si deux heures avant son emploi ils prennent un bain chaud.

Quelquefois je remplace la poudre indiquée ci-dessus par une forte dose d'esprit de Minde-rerus (un à deux gros) avec du laudanum de Sydenham (six à huit gouttes), étendus dans un peu d'eau de sureau (une demi-once à une once).

Dans les cas *plus opiniâtres*, et lorsque le tempérament du malade n'est pas très sensible, j'emploie de la même manière l'extrait d'aconit (un grain), combiné avec du calomélas (un grain) et du camphre (deux à trois grains). Le malade prendra cette poudre également le soir, et, du reste, se conformera aux règles indiquées ci-dessus.

Dans la journée il prendra dans une tasse d'infusion légèrement tiède, toutes les deux à trois heures, vingt à trente gouttes d'un mélange de parties égales de liqueur de corne de cerf succinique et de liqueur d'Hoffmann.

§§. L'emploi de divers *topiques* est de la plus grande importance dans le traitement des douleurs rhumatismales sans fièvre; ils suffisent dans beaucoup de cas pour en opérer la guérison complète. D'autres fois leur action aide puissamment celle des médicamens pris intérieurement, qui, même, n'agissent souvent qu'avec le secours des topiques. Par conséquent la guérison des douleurs rhumatismales sans fièvre, exige généralement que nous combinions l'usage des topiques avec celui des médicamens internes; cette combinaison est d'autant plus nécessaire que le cas est plus grave et plus opiniâtre.

§. Parmi les topiques les plus utiles, je compte les *vésicatoires*. Ils détournent l'irritation et le

spasme de la partie attaquée en produisant une
irritation dans les parties sur lesquelles ils sont
appliqués ; souvent aussi ils deviennent très salutaires en évacuant des humeurs âcres qui séjournent dans la partie affectée.

Ils sont principalement efficaces lorsque la
partie affectée est froide et peu sensible au
toucher. Dans ce cas ils doivent être appliqués
immédiatement sur le siége de l'affection, du
moins le plus près possible. Pour en augmenter
l'effet, il convient de les saupoudrer avec du
camphre.

Lorsque la partie affectée est très sensible,
et surtout lorsqu'elle est légèrement enflammée,
un peu rouge et chaude, l'application des vésicatoires ne convient point dans le principe, du
moins ils ne doivent pas être posés immédiatement sur la partie souffrante dont ils pour-
raient considérablement augmenter l'inflammation ; mais souvent il est permis, et même très
utile, d'appliquer un vésicatoire à une certaine
distance du siége de l'affection.

Pour nous expliquer cette grande efficacité
des vésicatoires, nous ne devons point oublier
qu'ils possèdent une très puissante vertu diaphorétique.

§. Mais de tous les moyens, celui dont l'em-

ploi est le plus généralement utile et nécessaire,
c'est la *chaleur*. Toujours, sauf quelques rares
exceptions, la partie affectée doit être tenue le plus
chaudement possible. A cet effet, il convient de
l'envelopper entièrement avec de la flanelle; le
taffetas ciré vaut encore mieux; on peut le recouvrir avec de la flanelle ou avec du coton. Il
doit exactement joindre la peau de manière que,
nulle part, il ne reste un vide entre celle-ci et la
flanelle. Généralement ce moyen excite une forte
transpiration extrêmement salutaire. Souvent
cette matière excrétée est très épaisse et visqueuse; pour cette raison il convient de changer
le taffetas matin et soir.

Lorsque la situation de la partie affectée ne
permet point l'application du taffetas ciré, par
exemple, dans les douleurs rhumatismales de la
face, on se sert d'un sachet rempli de fleurs de
sureau et de camomille, auxquelles on ajoute
au besoin une dose de camphre. Ces sachets
doivent être appliqués aussi chauds que possible.

Dans les cas où les douleurs montrent un caractère très nerveux et spasmodique, lorsque les
symptômes de l'inflammation manquent, ou
sont du moins très peu prononcés, que le
tempérament du malade est très sensible, etc.,

l'application d'un emplâtre composé de parties égales d'emplâtre de jusquiame et d'emplâtre camphré, produit souvent les plus heureux effets. Cet emplâtre doit être posé sur la partie souffrante et renouvelé à-peu-près tous les deux ou trois jours.

Dans des cas légers, l'application de la laine fraîchement tondue est souvent très salutaire; par ce seul moyen j'ai vu des douleurs rhumatismales disparaître en une seule nuit.

La guérison de ces douleurs exige l'emploi de la chaleur à un haut degré, lorsque, malgré leur violence, elles ne montrent pas un caractère évidemment inflammatoire, et qu'il n'existe ni beaucoup d'enflure, ni une forte rougeur et chaleur. Dans des cas semblables, l'application sur la partie souffrante de la croûte d'un pain sortant du four, d'un sachet rempli de sable ou de son très chaud, soulage souvent sur-le-champ. Le levain chaud, le bois de garou, les sinapismes, le raifort râpé, sont également utiles; l'action de ces divers moyens équivaut à-peu-près à celle d'une forte chaleur.

§. *Les frictions* conviennent principalement lorsque la partie affectée montre peu d'enflure et de rougeur, lorsqu'au toucher elle est plutôt froide que chaude. L'effet salutaire des frictions doit être principalement attribué à l'irritation qu'elles produisent à la surface de la peau, et par laquelle est détournée celle de la partie affectée; c'est pour cette raison que, dans la plupart des cas, les frictions doivent être assez fortes ou assez prolongées pour produire une rougeur à la peau.

Un autre effet des frictions c'est de relever l'activité des vaisseaux exhalans, lymphatiques, etc., et de faciliter de cette manière la résorption et la circulation, ou l'évacuation des matières âcres séjournant dans la partie affectée, où elles causent, du moins en grande partie, les douleurs et les autres accidens.

La manière la plus simple et la plus ordinaire de pratiquer les frictions, est de frotter fortement la partie affectée avec une pièce de flanelle. On peut également se servir d'une brosse métallique ou d'une brosse ordinaire un peu dure. Ce dernier moyen, dont l'action est plus forte, est souvent préférable chez les personnes dont la peau est rude et peu sensible.

§. Les *fumigations* sèches sont un autre moyen très efficace contre les douleurs. Généralement il convient de les faire avec les vapeurs aromatiques de fleurs de sureau, de baies

de genièvre, de succin, d'encens, etc., auxquelles on expose souvent et long-temps la
partie affectée, qui doit être couverte convenablement. Les vapeurs d'esprit-de-vin
peuvent remplir le même but. Pendant tout
le temps de la fumigation on peut, pour en augmenter l'efficacité, frotter la partie affectée avec
une pièce de flanelle. Il est bien entendu que ce
dernier moyen ne doit point être employé dans
les cas où la partie offre de légers symptômes
inflammatoires, enflure, rougeur, chaleur, etc.
Quant aux fumigations sans frictions, on peut
y recourir toutes les fois que le caractère inflammatoire de l'affection locale n'est pas trop
fortement prononcé.

§. Parmi les autres *médicamens externes* utiles contre les affections rhumatismales récentes
et sans fièvre, je me borne à indiquer ceux
dont j'ai tiré le plus constamment de bons effets.

Dans le cas où l'affection annonce un état
légèrement inflammatoire , où il existe de
l'enflure, de la chaleur et de la rougeur, je me
sers fréquemment, et avec un succès marqué,
d'un onguent composé d'opium, de camphre
et d'huile d'olives. Sur deux onces d'huile
d'olives on met dix à quinze grains de teinture d'opium simple, et vingt à trente grains

9..

de camphre. La dose, pour une friction, varie d'une demi-cuillerée à café jusqu'à deux cuillerées. Lorsque la partie affectée ne supporte pas la friction, on étend l'onguent, après l'avoir fait chauffer, sur une pièce de flanelle que l'on applique sur le siége de la douleur.

On peut aussi combiner l'onguent indiqué avec une dose d'ammoniaque (quatre à six gros). Cette combinaison en augmente souvent l'efficacité d'une manière très sensible.

Dans les cas où la partie est plutôt froide que chaude, où il n'existe aucun symptôme d'inflammation, ni chaleur, rougeur ou enflure, j'emploie un mélange de teinture de cantharides, d'ammoniaque et d'esprit de serpollet. Sur une once d'esprit de serpollet on met trois à six gros de teinture de cantharides, et autant d'ammoniaque. Plus toute la constitution du malade est flegmatique et insensible, plus la partie affectée montre de torpeur, plus le mélange indiqué est utile et nécessaire.

RHUMATISME CHRONIQUE.

DU RHUMATISME CHRONIQUE,

INVÉTÉRÉ, HABITUEL.

Il n'y a peut-être aucune maladie pour la guérison de laquelle on ait recommandé tant et de si divers moyens que pour celle du rhumatisme chronique. Parmi les praticiens les plus célèbres, les uns vantent tel médicament, tandis que les autres se plaignent de son inefficacité ; selon l'expérience des uns, telle méthode produit d'excellens et infaillibles effets, tandis que d'autres soutiennent l'avoir vainement employée. Les médicamens les plus actifs, possédant les vertus les plus diverses, ont été employés pour combattre les affections rhumatismales chroniques ; chacun de ces remèdes, au dire des uns, est le seul capable d'opérer la guérison radicale de cette maladie ; tous, au dire des autres, sont insuffisans et même nuisibles. Où trouver l'issue de ce labyrinthe ? quelle est la cause de toutes ces contradictions ?

L'erreur et la vérité ont également contribué à les faire naître.

§§. Le rhumatisme chronique pouvant affecter *tous les systèmes et organes* du corps, peut prendre les formes les plus diverses, et se manifester par les symptômes les plus divers. Nous observons même souvent dans un système, ou organe quelconque, des affections très diverses, qui, quoique provenant primitivement d'un dérangement de la fonction de la peau, ne peuvent point être comprises dans la classe des maladies rhumatismales, parce qu'elles ont acquis un caractère particulier et distinct. D'où il vient que les affections rhumatismales ont souvent été confondues avec d'autres maladies, et que des médicamens salutaires dans ces dernières, ont été recommandés pour la guérison du rhumatisme.

§. Les *causes internes* qui constituent le *caractère*, soit principal, soit accessoire du rhumatisme chronique, sont diverses et peuvent être très diversement compliquées. Nous avons vu que le véritable rhumatisme tire son origine d'un dérangement des fonctions de la peau, notamment d'une *diminution ou suppression de la perspiration et de la transpiration*, par conséquent d'une rétention des matières destinées à être expulsées par l'excrétion cutanée. Les causes qui donnent lieu à ce dérangement, sont ou externes (le froid, l'humidité, etc.), ou internes (la viscosité des humeurs, une atonie générale ou locale). Dans l'organe cutané, elles peuvent produire des effets très divers. Il peut en résulter une sensibilité ou une insensibilité excessives des nerfs de la peau, et cette altération peut donner lieu à la diminution ou la suppression de la transpiration. Dans d'autres cas, l'un ou l'autre des vices indiqués se joint plus tard au dérangement de la transpiration : voilà pourquoi il y a des affections rhumatismales chroniques accompagnées d'une exaltation de la sensibilité de l'organe cutané, et d'autres où l'action nerveuse de la peau est sensiblement déprimée. Il est naturel que les moyens de guérison doivent être appropriés à ce caractère particulier de la maladie.

L'exaltation de l'activité et de l'énergie des vaisseaux, soit sanguins, soit lymphatiques et exhalans, peut devenir un obstacle de la transpiration. La langueur et le relâchement des mêmes parties peuvent produire le même résultat. L'un ou l'autre de ces vices peut se joindre plus tard au dérangement des fonctions cutanées. Aussi observons-nous des affections rhumatismales chroniques, où les vaisseaux indiqués offrent les symptômes d'excès de ton et d'une trop grande irritabilité ; dans d'autres cas ces parties annoncent un état d'inaction et de torpeur.

Les diverses altérations de la vie végétative de la peau peuvent également occasionner un dérangement de la transpiration, ou s'y joindre lorsqu'il a été produit par une autre cause. Nous observons des cas où une reproduction trop active et surtout une formation excessive, principalement de graisse, devient un obstacle à la libre fonction de la peau, et où la transpiration et la perspiration se ralentissent d'autant plus que la formation des parties solides devient plus excessive et plus abnorme.

Lorsqu'au contraire la vie végétative de la peau perd son activité et son énergie, lorsque la nutrition et reproduction de cet organe s'affaiblissent, alors la perspiration et la transpiration peuvent également, et dans les mêmes proportions, diminuer. Fréquemment cette altération de la vie végétative se joint au dérangement de la transpiration, lorsque celui-ci a duré pendant plus ou moins de temps ; alors elle complique et aggrave la maladie en devenant un nouvel obstacle de l'excrétion cutanée. Aussi observons-nous fréquemment des affections rhumatismales chroniques, accompagnées d'un amaigrissement de la partie souffrante.

L'affaiblissement de la vie végétative est souvent le résultat d'une altération considérable des nerfs ou des vaisseaux de la partie affectée, mais elle peut également être un vice primitif de la vie végétative elle-même.

Dans un très grand nombre d'affections rhumatismales chroniques, nous ne remarquons ni un excès de formation des parties solides, ni un affaiblissement de la nutrition et reproduction de la peau; le seul équilibre entre les diverses fonctions de la vie végétative est dérangé de telle sorte, que la fluidification ne s'effectue point avec l'activité nécessaire, d'où il vient que l'excrétion se ralentit ou s'arrête.

§. De ce que nous venons de dire, il s'ensuit que le *rétablissement* de la transpiration, nécessaire pour la guérison du rhumatisme chronique, peut exiger l'emploi de *moyens très divers* dirigés contre le vice intérieur qui, dans chaque cas particulier, a donné lieu au dérangement des fonctions de la peau ou s'est compliqué avec lui.

Considérons en outre que le ralentissement de la perspiration et transpiration n'est point toujours causé par des influences extérieures, produisant dans l'organe cutané une des altéra-

tions indiquées ci-dessus ; mais que fréquemment son unique ou principale cause est une viscosité de toute la masse des humeurs, ou une
atonie générale des parties solides.

Dans une affection rhumatismale chronique il
peut n'exister qu'une seule des diverses altérations indiquées ci-dessus ; dans d'autres cas
nous en remarquons plusieurs à-la-fois. En général elles se compliquent fréquemment et de manières très diverses. L'affaiblissement de la vie
végétative peut exister avec une sensibilité excessive des nerfs, celle-ci avec une torpeur et
inaction des vaisseaux, etc. Il est clair que ces
diverses particularités du caractère du rhumatisme chronique, doivent influer sur son traitement, comme elles influent sur celui du rhumatisme aigu ; dans celui-ci elles s'annoncent le
plus souvent avec une certaine force, tandis que
dans le premier elles ne se manifestent souvent
que par des symptômes peu frappans et presque
imperceptibles.

§. La suppression de la transpiration ne constitue pas seule le caractère du rhumatisme chronique. Lorsqu'elle a duré pendant quelque temps,
elle entraîne le plus souvent diverses autres altérations de l'organisme. La rétention des matières
destinées à être expulsées par l'excrétion cutanée,

leur séjour dans les vaisseaux et autres parties, doit considérablement influer sur la consistance et même sur la composition des humeurs; tôt ou tard il en résulte un état *d'épaississement et de viscosité du sang et des humeurs*, et c'est ce vice qui caractérise presque toujours le rhumatisme chronique. Il est aisé de concevoir combien cette viscosité des humeurs doit influer sur la plupart des fonctions par l'obstacle qu'elle apporte à la circulation ; en outre elle ralentit l'activité des organes sécrétoires et excrétoires; elle altère les diverses sécrétions et excrétions, et dérange notamment de plus en plus la transpiration. Lorsque la viscosité des humeurs a duré pendant longtemps, et surtout lorsqu'il s'y est joint un vice des organes de la digestion, alors la composition même du sang et des humeurs peut s'altérer, et c'est dans ce cas que le rhumatisme chronique peut prendre le caractère et la forme de la *goutte*.

Il s'ensuit que le traitement du rhumatisme chronique exige généralement l'emploi des moyens propres à évacuer des humeurs trop épaisses et stagnantes, et en général à rendre aux humeurs leur consistance naturelle.

§. Un troisième vice qui caractérise presque toujours le rhumatisme chronique, est *le relâchement, l'atonie des parties solides*, qui est un

.effet constant du dérangement des fonctions de la peau, surtout lorsque celui-ci a duré pendant long-temps. Pour qu'une fonction quelconque se fasse avec énergie et régularité, il est absolument nécessaire que le tissu de l'organe chargé de cette fonction conserve le degré convenable et naturel de ton et d'élasticité. L'atonie et la faiblesse des parties solides qui caractérisent les affections rhumatismales invétérées, exercent nécessairement une influence plus ou moins grande sur toutes les fonctions, notamment sur celles de la peau, et doivent par conséquent être prises en considération dans le traitement du rhumatisme chronique. Sa guérison exige le plus souvent l'emploi des moyens propres à rétablir le ton des tissus, moyens d'autant plus indispensables que la maladie est plus intense et qu'elle a duré plus long-temps. Quelquefois nous remarquons ce relâchement dans tous les tissus de l'organisme, d'autres fois il se manifeste de préférence dans celui de la peau.

§. Ainsi les vices qui caractérisent principalement et ordinairement le rhumatisme chronique, sont de trois espèces, car il existe :

1° *Une suppression de la perspiration et transpiration ;*

146

2º *Un état d'épaississement et de viscosité des humeurs ;*

3º *Un relâchement des parties solides.*

Chacun de ces trois vices peut être ou la cause primitive, ou l'effet du dérangement rhumatismal, et peut par conséquent exister dès le principe de la maladie, ou s'y joindre plus tard, lorsqu'elle a duré quelque temps. Il s'ensuit qu'ils ne ressortent pas toujours avec une égale force. Il y a des affections rhumatismales où l'une ou l'autre des altérations indiquées peut manquer ou du moins ne se prononcer que faiblement ; dans quelques cas l'un de ces vices prédomine ; dans d'autres tous trois ont à-peu-près le même degré d'intensité ; on conçoit facilement que ces nuances du caractère de la maladie doivent nécessiter d'importantes modifications dans le traitement.

§. Les divers *tempéramens* exercent également une très grande influence sur le caractère et le traitement du rhumatisme chronique. C'est une expérience constante que les *maladies en général prennent différens caractères*, selon que la sensibilité ou l'insensibilité du système nerveux, l'irritabilité ou la torpeur des vaisseaux, du sang et de la fibre en général, l'énergie ou la faiblesse de la vie végétative, prédominent plus ou moins dans la constitution du malade. Les moyens propres à combattre les divers vices qui caractérisent le rhumatisme chronique, doi-vent être appropriés au tempérament du malade. Un médicament très efficace pour rétablir la fonc-tion de la peau chez les personnes dont les nerfs sont peu sensibles, ne convient point et peut produire des effets nuisibles chez les personnes dont le tempérament est nerveux et très sensi-ble, etc., etc. Il ne suffit donc pas de connaître les divers vices qui constituent le caractère du rhumatisme chronique, mais il faut en outre sa-voir choisir parmi les médicamens celui qui, dans un cas quelconque, convient plus particulière-ment au tempérament du malade. Cette *indica-tion* tirée du tempérament est de la plus haute importance ; la remplir, est dans la plupart des cas une condition indispensable pour la guérison du rhumatisme chronique. Souvent il est très dif-ficile de le faire à cause des complications très diverses et même contradictoires qui peuvent ca-ractériser la constitution du même individu.

§. Nous observons fréquemment que le rhu-matisme chronique, surtout lorsqu'il a duré long-temps, occasionne des altérations plus ou moins graves dans un *organe noble quelconque*. Il arrive souvent que ces affections secondaires aggravent le dérangement rhumatismal, et que la guérison ne devient possible qu'autant que nous sommes parvenus à rétablir l'état normal de l'organe secondairement affecté. C'est principalement l'état du *canal intestinal* qui peut modifier le caractère du rhumatisme chronique. La raison en est que le dérangement rhumatismal invétéré entraîne fréquemment diverses altérations des organes de l'abdomen, provenant du dérangement de leurs sécrétions, de la viscosité des humeurs, des matières étrangères et nuisibles qui s'y sont arrêtées, des engorgemens, obstructions, etc., qui peuvent en résulter. De semblables complications doivent exercer une grande influence sur le caractère, et par conséquent sur le traitement du rhumatisme chronique, attendu que les fonctions des organes de l'abdomen sont d'une extrême importance pour l'économie de tout l'organisme, et qu'il existe entre ces organes et la peau les rapports les plus intimes de sympathie et d'antagonisme.

§. Le dérangement rhumatismal peut, dès le principe, prendre la *forme chronique*, et, dans ce cas, le diagnostique présente souvent de très grandes difficultés. D'autres fois le rhumatisme chronique est la suite d'un rhumatisme aigu fébrile, ou d'un rhumatisme récent sans fièvre, et alors on le reconnaît toujours très aisément.

§. Les douleurs qui accompagnent le rhumatisme chronique varient selon la différence de la partie attaquée; leur durée est plus ou moins longue, selon le degré de leur intensité; elles sont souvent légères, et alors assez généralement continues ; d'autres fois leur violence est extrême, et dans ce cas elles sont presque toujours rémittentes et même intermittentes; d'ordinaire elles sont fixes, elles se bornent à une seule partie; il n'existe généralement ni rougeur ni enflure.

§. *L'absence de la fièvre*, dans le rhumatisme chronique, nous indique que l'affection est locale et isolée, c'est-à-dire qu'elle n'est point accompagnée de cette réaction si vive des autres organes et fonctions qui, dans le rhumatisme aigu, contribue si efficacement à produire les sécrétions critiques. J'observe cependant que le rhumatisme chronique peut, après une longue durée, entraîner une fièvre lente.

§. Le seul dérangement des actions vitales d'une partie est suffisant pour occasionner la douleur et les autres symptômes de maladie, sans que nous ayons besoin, pour les expliquer, d'avoir recours à une cause matérielle. Ce principe, qui est d'une vérité générale, peut trouver son application dans le rhumatisme chronique comme dans toute autre maladie. Cependant il est hors de doute qu'une *cause matérielle* joue, à l'ordinaire, le rôle le plus important dans les affections rhumatismales chroniques. La matière perspirable retenue, une lymphe ou autre humeur épaisse, visqueuse ou âcre, séjournant dans une partie quelconque, y causent une irritation, soit par leur acrimonie, soit par la tension et dilatation des tissus : de cette irritation proviennent les diverses sensations douloureuses, la gêne du mouvement ou de toute autre fonction, etc., etc. Lorsqu'elle a duré long-temps, il peut en résulter une grande faiblesse, une roideur et insensibilité de la partie affectée, une enflure œdémateuse, et d'autres suites du rhumatisme chronique.

Mais l'effet de la matière irritante ne se borne pas toujours à une simple irritation ; souvent elle produit une véritable inflammation, dont la marche est quelquefois assez rapide, mais à l'ordinaire très lente : de-là les douleurs atroces, les durcissemens, les épanchemens, les suppurations, les paralysies, etc., que nous remarquons si souvent dans les affections rhumatismales chroniques.

§. Lorsque le rhumatisme chronique siège dans les parties externes et molles, dans les extrémités, les muscles, les ligamens et les tendons, les douleurs se dissipent quelquefois au bout d'un certain temps, mais il reste généralement une grande faiblesse, une roideur, avec augmentation ou diminution de la sensibilité de la partie affectée. D'autres fois la maladie produit à la longue des tumeurs lymphatiques qui peuvent grossir considérablement; on y remarque une fluctuation, mais au lieu de pus elles renferment une lymphe épaisse et visqueuse.

§. Si, comme il arrive quelquefois, la matière perspirable retenue se porte, dès le principe, sur une partie interne, elle produit le rhumatisme appelé *masqué ou occulte*, qui ne s'offre que sous la forme chronique. Cette forme est également celle des *faux rhumatismes*, qui ne proviennent pas d'une suppression de la transpiration, mais d'un autre principe irritant, par exemple du virus syphilitique, d'une acrimonie dartreuse, galeuse, etc.

§. Rarement le rhumatisme chronique se décide par des crises matérielles très marquées; quelquefois cependant nous observons des furoncles, des éruptions cutanées, des vessies remplies d'eau, etc., au moyen desquels se dissipent les restes d'anciennes affections rhumatismales.

§. La durée de la maladie n'est aucunement déterminée ; elle peut cesser au bout de quelques semaines ou de quelques mois, ou se prolonger pendant une longue suite d'années.

§. Elle attaque le plus souvent les personnes d'une constitution faible et atonique; ce qui vient à l'appui de ce que j'ai dit sur ses causes internes, savoir: que l'atonie des parties solides est ordinairement un des principaux et plus importans caractères du rhumatisme chronique.

§. Généralement cette maladie est très *opiniâtre;* la cure exige presque toujours beaucoup de temps et de persévérance. Même après la guérison complète, les malades conservent ordinairement une faiblesse, une disposition aux *rechutes,* qui sont fréquentes, principalement dans l'hiver et dans les temps humides. Les douleurs se dissipent bien plus facilement que la faiblesse, la roideur, l'insensibilité qu'elles laissent après elles; quelquefois il survient un amaigrissement de la partie affectée, un vrai tabès dont la guérison est ordinairement des plus difficiles.

§. La difficulté de la guérison du rhumatisme chronique, provient souvent de ce qu'il peut occasionner, après une longue durée, des *désorganisations* dans la partie affectée. Les tumeurs lymphatiques peuvent dégénérer en stéatômes et sarcomes; elles peuvent produire la tumeur blanche, l'hydropisie, etc. des articulations, principalement du genou, la sarcocèle des testicules, etc. Lorsqu'on néglige ces désorganisations, et qu'elles augmentent considérablement, il survient à la fin une fièvre lente avec enflure hydropique de la peau, la faiblesse s'accroît de jour en jour, et les malades succombent. Par l'emploi très persévérant des secours de l'art, nous parvenons fréquemment à dissiper ces désorganisations, mais ce succès devient impossible lorsqu'elles ont fait trop de progrès.

§. Lorsque le rhumatisme chronique attaque des *parties internes*, le danger est d'autant plus grand que l'organe affecté est plus noble et plus important. Les affections rhumatismales du poumon, du canal intestinal, de la vessie, etc., méritent d'autant plus d'attention que leur nature et leur origine véritables sont fréquemment méconnues.

Du reste, il n'y a aucune partie externe ou interne qui ne puisse devenir le siége d'une affection rhumatismale chronique, et c'est d'après la différence de l'organe attaqué que la maladie, *quoiqu'au fond toujours la même*, est désignée par des noms différens.

GUÉRISON DU RHUMATISME CHRONIQUE.

Les *principaux vices* qui caractérisent le rhumatisme chronique sont, comme nous avons vu:

1º Une diminution ou suppression de la transpiration;

2º Un épaississement, une viscosité des humeurs, principalement de la lymphe;

3º Un relâchement, une atonie des parties solides.

Nous avons vu également que ces trois vices ne sont pas développés au même degré dans tous les cas; qu'au contraire l'expérience prouve que c'est tantôt l'un, tantôt l'autre qui prédomine. Il est clair que cette différence de la cause primitive et du caractère principal de la maladie, doit beaucoup influer sur le traitement. La tâche la plus importante du médecin est de distinguer le vice qui prédomine dans chaque cas particulier, et qui, par conséquent, doit être principalement combattu. Une règle à-peu-près générale, est que les trois vices indiqués sont d'autant plus développés que l'affection rhumatismale est plus invétérée et plus enracinée.

§. De ce que je viens d'exposer il s'ensuit que les trois principales indications que doit remplir le traitement, sont :

1° *De rétablir la perspiration et la transpiration ;*

2° *De dissoudre et d'expulser les humeurs épaisses et visqueuses ;*

3° *De fortifier et de rétablir le ton des parties solides.*

§§. Dans tous les cas où la maladie est caractérisée par une *viscosité des humeurs*, notre premier soin doit être d'éloigner ce vice, parce que sans cela il serait impossible de rétablir les fonctions cutanées et le ton des parties solides. Je vais donc, d'abord, indiquer les principaux médicamens propres à dissoudre et à expulser les humeurs trop épaisses et visqueuses.

Parmi les moyens les plus efficaces de cette espèce, il faut citer les *préparations d'antimoine ;* non-seulement elles diminuent l'épaisseur et la viscosité des humeurs, mais elles activent en outre la résorption et toutes les sécrétions et excrétions. Ce qui les distingue surtout des autres médicamens de cette classe, c'est leur action sur l'organe cutané dont ils augmentent les fonctions, notamment la perspiration et la transpiration.

Lorsqu'il s'agit principalement de dissoudre une lymphe très visqueuse, il convient d'employer le soufre d'antimoine doré (un quart de grain jusqu'à un grain, deux à trois fois par jour), ou le kermès minéral (un demi jusqu'à un grain, deux à quatre fois par jour). Chez les personnes dont l'estomac est délicat et faible, on ajoute aux préparations indiquées une petite dose de poudre de castoréum, ou on les fait prendre dans une infusion de menthe, de mélisse, de camomille, etc.

La dose de ces médicamens doit être augmentée, mais très insensiblement, jusqu'à ce que le malade éprouve de légères nausées.

S'il faut en même temps augmenter la transpiration, il convient d'employer le vin stibié ; d'abord on en donne vingt gouttes trois fois par jour ; ensuite on augmente peu à peu la dose jusqu'à soixante ou quatre-vingts gouttes.

La *résine de guyac* en poudre (cinq à quinze grains, deux à trois fois par jour), sous la forme de pilules, par exemple :

Prenez : Savon médical, 1/2 once,

Résine de gayac, 8o grains.

On en fait faire des pilules de deux grains, dont on prend, deux ou trois fois par jour, dix à quinze.

Quelques personnes supportent très bien le gayac sous la forme suivante :

Prenez : Mucilage de gomme

arabique, 3 gros,

Résine de gayac, 1 gros.

Triturez bien, après ajoutez six onces d'eau de menthe et une once de syrop de fleurs d'oranger. On en prend quatre fois par jour une cuillerée à soupe.

Une autre manière qui réussit chez beaucoup de personnes, c'est d'employer la teinture de gayac, par exemple :

Prenez : Mucilage de gomme arabique, 1 once,

Syrop de fleurs d'oranger, 1 once,

Teinture de gayac, 2 onces.

On en fait prendre une cuillerée à soupe avant de se coucher.

Une *règle générale* est que la résine de gayac convient moins aux corps *secs et maigres,* qu'aux personnes *grasses et replètes.*

Il faut observer, en outre, que ce moyen agit puissamment sur les fonctions cutanées, ainsi que sur celles du canal intestinal.

Le *savon.* Cet excellent moyen convient principalement lorsqu'il existe des aigreurs dans l'estomac et les premières voies ; généralement on le donne sous la forme de pilules, par exemple :

Prenez : Savon médical, 2 gros,
Extrait de rhubarbe, 1 gros,
Extrait aqueux d'a-
loës, 1/2 gros,
Soufre d'antimoine
doré, 6 grains.

On en fait des pilules de deux grains, dont on prend six à huit trois fois par jour. Elles sont salutaires lorsqu'elles augmentent les selles, et surtout lorsque celles-ci évacuent des matières glaireuses et nuisibles. Si elles purgeaient trop, on doit en diminuer la dose ou s'en abstenir tout-à-fait.

Il y a des personnes qui ne supportent le savon qu'autant qu'elles font en même temps usage d'un remède stomachique, par exemple, de l'é-lixir viscéral d'Hoffmann, d'infusions de petite centaurée, etc.

L'eau de chaux récemment préparée. On la mêle avec de l'eau de veau ou de poulet, ou avec une décoction d'avoine. La dose est d'une demi-livre jusqu'à une livre et demie, que l'on fait boire en plusieurs portions dans le courant de la matinée. Si le malade la supporte bien, on peut réitérer la dose dans l'après-midi.

Il ne faut point perdre de vue que l'eau de chaux agit très efficacement sur les fonctions des organes urinaires.

Les *extraits résolutifs amers*, tels que l'extrait de taraxacum, de fumeterre, de marrube blanc et autres, de même le fiel de bœuf. On les donne sous la forme de pilules. La dose en est d'un demi-gros jusqu'à un gros, et plus par jour. Ils sont utiles dans les cas légers, et lorsque la maladie est compliquée par des stagnations et des engorgemens dans les viscères de l'abdomen. Ordinairement on les combine avec le sel ammoniac, dont on fait prendre également un demi-gros jusqu'à un gros par jour.

Les médicamens indiqués ci-dessus peuvent être diversement combinés entre eux, par exemple, les préparations d'antimoine avec la résine de gayac, celle-ci avec le savon, etc. ; ces combinaisons en augmentent et diversifient les effets.

§. Il est *essentiel d'observer* que ces remèdes sont principalement indiqués chez les personnes pâles et bouffies, lorsque les symptômes annoncent une lymphe âcre et visqueuse, un sang peu rouge, glaireux et visqueux, une abondance de pituites dans le poumon et le canal intestinal ; lorsqu'une vie sédentaire, une mauvaise nourriture, le chagrin, l'ennui et d'autres causes de ce genre, ont plus ou moins contribué à l'origine et au développement du rhumatisme chronique.

§. Toutes les fois que la constitution du malade est caractérisée par une grande *sécheresse,* il est urgent, avant de recourir à l'emploi des médicamens ci-dessus, d'humecter et de délayer, au moyen de fréquentes boissons, qui diminuent et dissipent quelquefois entièrement la ténacité des humeurs. Les boissons les plus convenables sont les décoctions de salsepareille, de racines de gramen (*triticum repens.* Linn.), de dent-de-lion et autres, l'eau de Seltz, le petit-lait, etc. L'usage des bains tièdes est également salutaire. En même temps il convient que le malade fasse beaucoup d'exercice en plein air s'il est possible, qu'il aille à cheval, etc. Sa nourriture doit être légère et de facile digestion; la viande convient le mieux.

§. Dans le cas où une grande quantité d'*humeurs visqueuses ou corrompues* séjourne dans les intestins et les organes attenans, il peut être très convenable de purger le malade de temps en temps, et cela pendant l'usage des résolutifs indiqués ci-dessus. A cet effet on emploie la poudre de racine de jalap, l'extrait d'aloës, l'huile de ricin et autres. Cette méthode convient *principalement* chez les personnes d'un tempérament *flegmatique et lymphatique*, lorsque tout l'organisme, et surtout le canal intestinal, manifestent peu de *sensibilité.*

§. Plusieurs espèces de *bains* peuvent également être employés pour combattre la viscosité des humeurs. Le bain tiède d'eau courante; le bain tiède avec du savon : on met quatre à six onces de savon sur un bain. Deux à quatre onces de foie de soufre qu'on fait dissoudre dans de l'eau chaude et qu'on ajoute ensuite au bain, en augmentent considérablement l'efficacité.

Parmi les bains les plus salutaires de ce genre, il faut compter ceux qui contiennent du sel de cuisine; la dose du sel varie selon la sensibilité de l'organe cutané; elle doit être assez forte pour produire, après plusieurs bains, une légère rougeur et démangeaison de la peau; quelquefois il en résulte une éruption de boutons semblables à la miliaire. Pour une grande personne on peut mettre dans un bain plusieurs livres de sel.

Les *bains minéraux naturels* de cette espèce agissent avec beaucoup plus d'énergie que les bains artificiels. De ce nombre sont surtout les bains de mer chauds, et toutes les eaux thermales contenant des sels à base alcaline ou terreuse.

La température de ces bains doit être tiède ou chaude, selon que le malade a les nerfs plus ou moins sensibles et les vaisseaux et le sang plus ou moins irritables.

J'observe que les bains indiqués, non-seulement diminuent la viscosité des humeurs, mais qu'ils activent puissamment toutes les sécrétions et excrétions; voilà pourquoi ils sont d'une si grande efficacité dans les affections rhumatismales très anciennes qui ont déjà produit des indurations et autres désorganisations.

§§. Après avoir expulsé les humeurs âcres et tenaces, après avoir corrigé l'épaississement et la viscosité des humeurs, il est urgent d'employer les moyens propres à *rétablir les fonctions de la peau*, notamment la perspiration et la transpiration; ces moyens sont surtout nécessaires lorsque le rhumatisme chronique tire son origine d'un dérangement des fonctions cutanées, par exemple, lorsqu'il a été causé par des refroidissemens, ou qu'il est la suite d'un rhumatisme aigu fébrile. Dans les cas où rien n'annonce une viscosité des humeurs, les moyens propres à rétablir la transpiration doivent être mis en usage

dès le commencement de la cure. Les plus efficaces d'entre eux, sont :

Le *soufre*. On donne trois à quatre fois par
jour dix à vingt grains de lait de soufre ; il faut
le combiner de manière qu'il n'occasionne pas
le dévoiement.

La *résine de gayac* et diverses *préparations
d'antimoine*, dont j'ai déjà parlé plus haut, sont
également de puissans diaphorétiques.

L'*extrait d'aconit*. Dans une once de vin stibié on fait dissoudre trente grains d'extrait d'a-
conit, et on en fait prendre trois fois par jour
seize gouttes ; peu à peu on augmente la dose jusqu'à cinquante gouttes, ou on augmente celle
de l'extrait jusqu'à soixante grains. On peut également donner ce médicament dans une infusion
de valériane, par exemple :

Prenez : Racine de valériane,   1 once.

Faites infuser dans six onces d'eau bouillante,
tenez l'infusion pendant une demi-heure dans
un vase bien clos et dans un endroit chaud,
après passez et ajoutez :

      Extrait d'aconit,   6 grains,
      Esprit de Mindererus,   1 once.

On en fait prendre quatre fois par jour une
cuillerée à soupe.

J'observe que l'extrait d'aconit est principa-

lement salutaire contre les affections rhumatismales qui ne sont pas très invétérées.

Les *tiges de douce-amère* conviennent également dans les cas où la maladie n'a pas duré très
long-temps, et lorsqu'elle provient évidemment
d'une suppression de la transpiration; ce n'est
qu'alors qu'elles produisent un effet très salutaire
et souvent très prompt. Sur deux à quatre gros
de tiges on verse deux litres d'eau chaude, on
fait tremper pendant une nuit, ensuite on les fait
bouillir dans la même eau jusqu'à réduction
de la moitié. On en boit une tasse à café toutes
les deux à trois heures, et la dose entière doit
être prise dans l'espace de vingt-quatre heures.

Si l'on fait usage pendant quelque temps de ce
remède, il convient d'augmenter peu à peu la
dose, et de la porter à plusieurs onces à employer par jour.

Ces divers médicamens peuvent être combinés
entre eux, ce qui en augmente souvent l'efficacité.

§. Diverses espèces *de bains* sont également
très utiles pour rétablir la transpiration.

Les vapeurs d'eau simple; on en augmente
l'efficacité en les combinant avec des plantes aromatiques et d'autres substances.

Les bains minéraux naturels contenant du

soufre dans des proportions et des combinaisons très diverses. Au besoin, on peut les remplacer par des bains ordinaires auxquels on ajoute une dose de foie de soufre (voyez plus haut).

Les bains, soit naturels, soit artificiels, contenant des sels à base alcaline ou terreuse. Dans les affections rhumatismales *très invétérées*, ces bains ne produisent souvent de l'effet qu'autant que le malade les prend aussi chauds qu'il lui est possible de les supporter.

§. C'est ici l'endroit de parler de divers autres moyens extrêmement favorables aux fonctions de la peau, et dont l'usage est plus ou moins indispensable dans le traitement du rhumatisme chronique.

La *flanelle* procure un degré de chaleur convenable et entretient dans la peau une légère irritation qui active singulièrement toutes les fonctions de cet organe. J'observe cependant que ce moyen cesse d'être aussi efficace lorsque le malade s'y est tout-à-fait habitué.

Le *taffetas ciré* sert à envelopper toute la partie souffrante ; il faut le recouvrir d'une pièce de flanelle.

Les *frictions* fréquemment réitérées de tout le corps avec de la flanelle chaude, sont d'une très grande utilité. On peut faire chauffer la flanelle sur les vapeurs sèches de baies de genièvre, de succin, etc.

§. A l'égard de tous les moyens propres à rétablir les fonctions cutanées, j'observe que nous devons *éviter* avec soin de produire, soit généralement, soit localement, des transpirations profuses ou trop prolongées, parce qu'elles augmentent souvent les douleurs et les autres accidens, et qu'elles nuisent toujours par l'affaiblissement qui s'ensuit.

J'ai déjà observé que lorsqu'il existe une viscosité des humeurs, les médicamens indiqués ci-dessus sont nuisibles au commencement du traitement. Je dois ajouter qu'il y a même des affections rhumatismales dans lesquelles les moyens diaphorétiques ne conviennent dans aucune période de la cure, tandis que les purgatifs produisent quelquefois les plus heureux effets en expulsant des matières visqueuses et âcres.

§§. Le troisième vice qui caractérise, dans la plupart des cas, le rhumatisme chronique, est l'*atonie*, le *relâchement de la fibre*. Cette faiblesse peut exister dans l'organisme en général, ou elle peut ne se manifester que dans l'organe cutané, ou dans une partie de cet organe.

Ce qui *importe le plus*, c'est d'examiner si l'a-

tonie de la fibre est accompagnée *d'une exaltation de la sensibilité des nerfs*, ou si, au contraire, il existe une *langueur* plus ou moins grande de l'action nerveuse. Le choix des médicamens que nous devons employer pour rétablir le ton de la fibre, est différent selon qu'il y a *éréthisme* ou *torpeur* des nerfs.

§§. Dans les cas où le relâchement est accompagné d'une *trop grande sensibilité de tout le système nerveux*, il est absolument nécessaire de calmer les nerfs avant de songer à augmenter le ton de la fibre. Lorsque le rhumatisme chronique occasionne des accidens très douleureux, ce qui annonce que les nerfs sont très irrités, il convient de recourir dès le principe à l'usage des narcotiques. Alors on emploie principalement *l'opium*, à cause de sa vertu antispasmodique; ce médicament possédant d'ailleurs une grande vertu diaphorétique, produit souvent les plus heureux effets dans les cas où le rhumatisme chronique est une suite de refroidissemens et n'est point encore invétéré, surtout chez les personnes d'un tempérament très sensible, et lorsque tous les symptômes annoncent une affection considérable des nerfs; mais il ne convient nullement aux personnes dont le sang et les vaisseaux sont très irritables, principalement à celles qui éprouvent des congestions sanguines à la tête. La dose de l'opium en poudre est d'un quart de grain trois à quatre fois par jour. Peu à peu on l'augmente jusqu'à un grain et plus. Une préparation des plus efficaces est la poudre dé Dover, dans laquelle l'opium est combiné avec l'ipécacuanha et quelques sels, et qui rétablit très efficacement la transpiration. Après chaque dose d'opium il convient de prendre une tasse d'une légère infusion aromatique.

L'extrait de jusquiame peut quelquefois suppléer à l'opium; on en donne un grain trois à quatre fois par jour; peu à peu on augmente la dose jusqu'à en faire prendre dix à douze grains dans vingt-quatre heures.

L'huile d'olives est un très bon moyen dans les cas où le rhumatisme chronique est accompagné d'une trop grande sensibilité du système nerveux; non seulement elle calme les nerfs, mais elle produit d'abord une diarrhée, ensuite une augmentation de la transpiration et l'évacuation d'urines troubles. J'observe qu'elle est principalement salutaire lorsque les douleurs rhumatismales sont errantes. On en donne deux à quatre onces par jour, par cuillerées à soupe, à des intervalles égaux.

§. Dans les cas où les nerfs sont *en même*

temps irrités et faibles, la *valériane* est très utile, surtout dans les douleurs rhumatismales de la tête. On la donne en poudre de dix à trente grains, deux à trois fois par jour. La teinture de valériane est également très efficace.

Le *camphre* convient dans les mêmes circonstances; on commence par une dose de deux à trois grains, que l'on fait prendre cinq à six fois par jour. Généralement il est nécessaire d'en augmenter la dose, même au point que le malade en prenne soixante à cent grains dans vingt-quatre heures.

§. La trop grande sensibilité des nerfs qui peut accompagner l'atonie de la fibre, ne se manifeste quelquefois que *dans un seul organe, externe ou interne,* principalement dans celui qui est le siége de l'affection rhumatismale. C'est alors le cas d'employer *localement* les moyens propres à diminuer la sensibilité et l'irritation des nerfs, tels que l'opium, l'extrait de jusquiame, le camphre, etc.; avec une suffisante quantité d'emplâtre de jusquiame ou d'un autre emplâtre simple, on triture une suffisante quantité d'opium en poudre ou en extrait, ou du laudanum de Sydenham. Les proportions des diverses substances varient selon la grandeur de la partie que l'on veut couvrir. L'opium peut être remplacé par une

suffisante quantité d'extrait de jusquiame incor-
poré avec un emplâtre quelconque. Les divers
emplâtres doivent rester sur la partie et n'être re-
nouvelés que tous les trois à six jours.

Pour employer les mêmes médicamens sous la
forme d'onguent, on triture une suffisante quantité d'opium pur ou en extrait, ou du laudanum,
avec la quantité nécessaire d'axonge de porc
fraîche, et on en fait des frictions sur la partie
affectée une ou plusieurs fois par jour. La dose
pour chaque friction varie selon la force de l'onguent. L'opium peut être remplacé par l'extrait
de jusquiame.

Le camphre remplit le même but. On fait des
frictions avec du camphre délayé dans de la salive.
On peut aussi en faire un onguent en le triturant
avec un corps gras ; souvent on le combine avec
l'opium ou l'extrait de jusquiame sous une forme
quelconque, par exemple :

Prenez : Opium pur,   30 grains,
       Camphre,   60 grains,
       Emplâtre de galbanum, ce qu'il en
          faut pour faire un emplâtre suffi-
          samment grand.

D'autres moyens très efficaces pour remplir le
même but, sont l'application d'un épiploon tout
chaud sur la partie affectée, et l'introduction de

cette partie dans le ventre d'un animal fraîchement égorgé.

J'observe que les calmans que je viens d'indiquer , deviennent souvent salutaires , parce
qu'en faisant cesser le spasme ils peuvent favoriser la circulation, la résorption ou l'évacuation
de matières âcres , engorgées ou épanchées.

§. Mais la *meilleure méthode* de calmer la
trop grande sensibilité et l'irritation , c'est de
produire dans une partie voisine une irritation qui
détourne celle de la partie affectée.

Pour cet effet, les principaux moyens sont :
les *vésicatoires*, le *cautère* et le *séton*. Ils doivent
être appliqués dans le voisinage de la partie, ou
bien immédiatement sur la peau qui la recouvre.
Lorsque le siége de la maladie est interne, les
moyens indiqués seront appliqués le plus près possible. La suppuration doit être forte et entretenue
pendant long-temps. Le séton agit plus fortement que le cautère , et celui-ci est plus efficace
que le vésicatoire ; c'est ce qui nous indique les
cas dans lesquels l'un ou l'autre mérite la préférence. Il est essentiel d'observer que l'effet des
moyens indiqués ne se borne pas toujours uniquement à l'irritation dont je viens de parler, mais
qu'ils peuvent en outre évacuer des matières
âcres et nuisibles, et en relevant l'activité des

vaisseaux absorbans, lymphatiques, etc., faciliter la résorption des matières épanchées
et stagnantes. Ce triple effet nous explique suffisamment pourquoi, dans un grand nombre
d'affections rhumatismales invétérées, leur emploi produit les changemens les plus salutaires,
même dans des cas où beaucoup d'autres moyens
avaient été vainement employés.

Un moyen du même genre est le *vésicatoire
perpétuel de Janin*, dont l'effet est moins prompt
mais plus continu que celui du vésicatoire ordinaire ; il ne doit produire qu'un suintement ou
une légère suppuration, de manière que l'épi-
derme ne se détache point. Dans ce but nous devons augmenter ou diminuer la dose des cantharides, selon que la peau du malade est plus
ou moins sensible et tendre ; l'emplâtre reste sur
la peau pendant vingt à vingt-cinq jours, et c'est
à cette action prolongée que doit être attribuée
sa grande efficacité.

L'application du bois de garou produit un effet
semblable.

Un emplâtre préparé avec de la véritable *poix
de Bourgogne*, est souvent extrêmement efficace
contre les affections rhumatismales très opiniâtres ; son effet est insensible, mais durable.
Ordinairement l'emplâtre ne se détache qu'au

bout de quinze à vingt et un jours ; le plus souvent on l'applique sur la partie même, quelquefois on peut le poser dans le voisinage ; son effet peut être augmenté par diverses combinaisons, par exemple :

Prenez : Poix de Bourgogne,　6 gros,

　　　　Résine d'Euphorbe,　1 gros,

Faites fondre sur un feu doux, puis ajoutez :

　　　　Poudre de moutarde,　1 gros,

　　　　Huile de térébenthine,　1 gros ;

　　　　Faites-en un emplâtre.

Les doses doivent varier selon le degré de sensibilité de la peau.

Un onguent, composé de *tartre stibié* et d'axonge, peut servir au même but. La dose du tartre stibié varie ; d'ordinaire on peut mettre un à deux gros de ce médicament sur une once d'axonge. Après avoir fait plusieurs frictions dans la partie affectée ou dans une partie voisine, il doit s'y former des boutons semblables à ceux de la petite-vérole.

On peut également faire des frictions avec de la *teinture de cantharides*, jusqu'à ce que la partie soit devenue rouge.

Quelquefois on a obtenu le même résultat en fouettant la partie affectée avec des orties, en versant dessus de l'eau bouillante, et par d'autres moyens de ce genre.

§§. Examinons maintenant le cas où le relâchement, l'atonie de la fibre qui caractérise le rhumatisme invétéré, est accompagné d'une *torpeur et insensibilité des nerfs*. Rarement cet état des nerfs se manifeste dans le commencement ; il ne se déclare ordinairement que lorsque la maladie a duré plus ou moins de temps. La trop grande sensibilité des nerfs qui existe très souvent dès le principe dans les affections rhumatismales, dégénère peu à peu en un état absolument opposé, en torpeur et insensibilité ; alors la douleur et la susceptibilité de la partie cessent, mais celle-ci devient inhabile au mouvement, et même tout-à-fait paralytique ; elle est insensible et comme engourdie ; peu à peu elle commence à maigrir ; quelquefois il s'y forme des tumeurs lymphatiques froides.

Il y a des cas où l'insensibilité habituelle de la partie affectée, alterne de temps en temps avec une grande sensibilité, avec de violentes douleurs, même avec des convulsions.

L'état de torpeur des nerfs permet, du moins lorsqu'il n'est pas extrême, de combiner dès le principe les moyens propres à relever l'activité des nerfs avec ceux qui ont pour but de rétablir le ton de la fibre ; néanmoins je crois devoir indiquer séparément les médicamens les plus efficaces pour relever la sensibilité des nerfs au degré naturel et convenable.

§. Lorsque cette torpeur des nerfs se manifeste dans tout l'organisme, il convient d'employer intérieurement les *nervins volatils*. De ce nombre sont principalement : le camphre, le musc, les huiles essentielles, telles que l'huile de cajeput, de térébenthine, de genièvre, etc.; les acides volatils, surtout l'acide succinique, ainsi que leurs combinaisons avec l'ammoniaque, surtout la liqueur d'ammoniaque succinique, et généralement toutes les préparations d'ammoniaque, par exemple, le sel de corne de cerf, l'esprit de corne de cerf, l'huile animale de Dippel, et autres.

Les fleurs d'arnica, la racine de valériane, les diverses espèces d'éther, la liqueur d'Hoffmann, etc., peuvent être employées dans le même but.

La plupart des médicamens que je viens d'indiquer sont des *diaphorétiques et des excitans actifs*; ils conviennent principalement aux personnes dont le tempérament est *faible et peu irritable*; on peut les donner seuls, dans le double but de relever l'activité des nerfs et d'exciter la transpiration; mais le plus souvent on les combine avec les autres médicamens sudorifiques, pour augmenter l'efficacité de ces derniers, et pour en diriger plus sûrement l'action sur l'organe cutané, principalement lorsqu'il est nécessaire de stimuler les nerfs torpides de la peau.

Dans les cas où une grande insensibilité des nerfs est accompagnée d'un *état pituiteux* et d'un relâchement, principalement des membranes muqueuses, il convient d'avoir recours aux médicamens *âcres*, *aromatiques*, *balsamiques* et *amers*; les plus efficaces sont la sabine, la racine de gingembre et de sénéga, le poivre, l'extrait de chélidoine, etc. ; ces médicamens peuvent être donnés seuls, mais ordinairement on les combine avec les autres remèdes qu'exige le traitement du rhumatisme chronique, notamment avec les résolutifs ou les sudorifiques.

§. Lorsqu'il s'agit de combattre localement, dans une partie quelconque, l'insensibilité et la torpeur des nerfs, nous devons avoir recours à divers topiques; ce sont :

Le *moxa*, dont l'effet doit être considéré sous un double rapport; il produit d'abord une irritation très forte dans la partie de la peau sur laquelle on l'applique; cette irritation peut dissiper, en la détournant, celle d'une partie voisine, externe ou interne, et voilà pourquoi le moxa

est souvent extrêmement efficace contre les affections rhumatismales très douloureuses.

Mais c'est dans les cas où la maladie est caractérisée par la torpeur, l'insensibilité et la faiblesse,
que ce moyen produit surtout les plus heureux
effets, parce qu'il ranime puissamment l'action des
nerfs, des vaisseaux, etc. Dans ces derniers cas
l'application doit être faite immédiatement sur
la partie affectée; lorsqu'au contraire la maladie
est accompagnée de violentes douleurs, il doit
être appliqué dans le voisinage de la partie; il
agit d'autant plus fortement si la combustion se
fait lentement et s'il reste sur la peau jusqu'à ce
qu'il tombe en cendre; après que l'escarre s'est
détachée, il faut entretenir la suppuration pendant plus ou moins long-temps; quelquefois, après
l'application du moxa, la douleur quitte son siége
primitif, mais se porte sur une autre partie, sur
laquelle il faut alors l'appliquer également.

Les *douches* sont un autre topique très efficace pour combattre localement l'insensibilité
et la torpeur. L'action de ce moyen est d'autant plus grande que l'eau frappe avec plus
de violence la partie affectée. C'est principalement à la forte secousse, même des plus petits
vaisseaux et des nerfs les plus déliés, que doivent
être attribués les heureux changemens que ce

moyen opère dans les parties roides , immobiles et presque paralysées. J'observe cependant que les douches ne doivent pas être employées trop long-temps ni trop souvent , parce qu'elles peuvent à la longue occasionner une extrême faiblesse. De même il faut remarquer que lorsqu'elles sont trop souvent réitérées , elles peuvent causer des hémorragies de matrice , des crachemens de sang , etc., principalement chez les personnes qui y sont naturellement disposées.

On peut se servir des douches ordinaires, ou bien faire tomber l'eau goutte à goutte sur la partie affectée. On emploie soit de l'eau simple, soit de l'eau dans laquelle on a fait dissoudre du sel, du fer , etc., ou dans laquelle on a fait bouillir des plantes aromatiques et autres substances. L'eau doit être plus ou moins chaude ou plus ou moins froide , selon les circonstances. Au commencement la douche ne doit durer que quelques minutes, peu à peu elle peut être prolongée jusqu'à douze ou quinze minutes.

L'*électricité* et le *galvanisme* en ranimant puissamment l'action des nerfs , des vaisseaux et des muscles, produisent souvent les plus heureux effets dans les affections rhumatismales caractérisées par une grande torpeur et inaction, même par un état entièrement paralytique.

La force de l'action électrique doit être graduée et augmentée insensiblement. Si au bout de quelque temps il survient une légère éruption cutanée, on peut espérer que l'effet sera favorable.

D'autres moyens de ce genre sont des lotions avec la *teinture de cantharides*, ou avec une infusion concentrée de moutarde. Si on en fait usage, il faut éviter avec grand soin le moindre refroidissement.

Nous pouvons également recourir aux *frictions* avec de l'esprit d'angélique composé, l'esprit de fourmies, l'esprit de bourgeons de pin, etc. Diverses huiles essentielles, telles que l'huile de térébenthine et de succin, le cajeput, le pétroléum, l'huile camphrée, etc., servent aux mêmes frictions. On peut les employer sous la forme d'onguent ou d'emplâtre, par exemple :

Prenez : Savon de Venise,   1 gros,
        Cajeput,   1 gros,
        Eau-de-vie camphrée, 1 once.

Faites-en un onguent.

On peut couvrir la partie affectée d'un *emplâtre* de galbanum safrané, auquel on ajoute du camphre, du sel de corne de cerf, du pétroléum, du cajeput, ou d'autres moyens de ce genre. Il doit être renouvelé tous les deux à trois jours.

Les *bains aromatiques* sont un moyen extrê-mement efficace pour ranimer l'action des nerfs, principalement dans l'organe cutané. On mêle ensemble du romarin, du thym, de la menthe, du serpollet, de la mélisse, du calamus aroma-tique, et d'autres plantes de ce genre. On prend de ce mélange deux à quatre livres, que l'on met dans un petit sac pour les faire boujllir dans l'eau du bain pendant dix à quinze minutes. Toutes les fois qu'il s'agit de relever l'activité des nerfs de la peau pour rétablir les fonc-tions de cet organe, principalement la trans-piration, les bains aromatiques sont un des moyens les plus salutaires. Après le bain on doit avoir soin de sécher la peau, ensuite on la frictionne avec de la flanelle chaude im-prégnée de vapeurs de succin, de geniè-vre, etc.

§. L'atonie des parties solides qui, comme nous avons remarqué, constitue un des ca-ractères essentiels du rhumatisme chronique, exige l'emploi des *toniques*, dont les plus ef-ficaces sont le quinquina et le fer.

Le *quinquina* peut être employé en poudre, en extrait ou en teinture, en décoction aqueuse ou sous forme vineuse. Le choix que nous devons faire de l'une ou de l'autre de ces diverses formes, dépend du degré d'*éréthisme* ou de *torpeur de l'estomac*, et de la *constitution générale* du malade.

Les moyens les plus efficaces pour augmenter le ton de la fibre, sont les *eaux ferrugineuses naturelles*, ainsi que les diverses *préparations de fer*. Dans les cas où il se manifeste une grande faiblesse, on emploie de préférence la liqueur anodyne martiale, dont on donne trois à quatre fois par jour huit à dix gouttes dans un peu de vin rouge. Insensiblement on peut augmenter la dose jusqu'à trente ou quarante gouttes.

Les *amers*, tels que le quassia, la gentiane, etc, peuvent servir au même but.

Il est *essentiel d'observer* que les médicamens que je viens d'indiquer, principalement le fer, sont nuisibles lorsque le rhumatisme est accompagné de désorganisations locales. De même ils ne conviennent point aux personnes dont le corps est sec et la fibre tendue, ou qui sont douées d'un tempérament très nerveux et sensible. Il s'ensuit que leur usage exige la plus grande circonspection, qu'il est même absolument interdit tant que les douleurs sont très violentes ; mais lorsqu'elles ont diminué ou entièrement cessé , lorsqu'il reste de la faiblesse, de l'insensibilité, de la roideur, alors ils sont extrêmement salutaires et même indispensables pour compléter la guérison et pour empêcher les rechutes.

Ces médicamens peuvent, comme les précédens, être donnés seuls, ou être combinés avec d'autres, selon que le tempérament du malade, la disposition des divers organes, l'espèce ou la complication particulière du rhumatisme l'exigent.

§. Il y a divers *bains* qui contribuent puissamment à rétablir le ton des parties solides, principalement de l'organe cutané ; ce sont d'abord des bains chauds dans lesquels on fait bouillir des substances amères et astringentes. Dans le commencement on se sert du calamus aromatique et de la camomille ; plus tard, de la millefeuille, du fumeterre, du trèfle d'eau, du chardon béni, de la petite centaurée, de l'écorce de chêne et de saule, de la racine de tormentille, etc. La dose, pour chaque bain, est de deux à quatre livres de ces substances ; on les fait bouillir à part, et on ajoute la décoction à l'eau du bain.

Les bains contenant du fer sont bien plus

efficaces. On fait dissoudre dans l'eau bouillante deux à quatre à six onces de globules de mars pulvérisées, et on ajoute cette dissolution au bain. On peut également se servir du vitriol de mars pulvérisé, dont on prend une à quatre onces pour chaque bain.

Les bains ferrugineux naturels sont le plus puissant moyen de ce genre. Leur *grande efficacité* dans beaucoup d'affections rhumatismales, provient de ce qu'ils contiennent, outre le fer, diverses autres substances minérales résolutives, et diverses espèces de gaz, notamment une grande quantité de gaz carbonique. Aussi leur effet ne dépend-il point de la quantité de fer, mais de l'ensemble et des proportions de tous les principes qu'ils contiennent.

Au commencement, les bains doivent être pris chauds, à une température de vingt-six ou vingt-sept degrés Réaumur. Par la suite on peut la diminuer, mais très insensiblement, et de manière que le malade n'en ressente aucun effet nuisible; on peut même descendre jusqu'à vingt ou dix-huit degrés au-dessus de zéro, et il y a des personnes qui supportent très bien une température de quinze degrés. Après

le bain, la peau doit être convenablement ré-
chauffée et frictionnée.

En observant la marche et les précautions que
je viens d'indiquer, on peut sans inconvénient
combiner l'effet tonique du fer avec celui du
froid.

L'emploi des lotions d'eau fraîche et des bains
froids d'eau simple exige la *plus grande circonspection*. Dans tous les cas où il existe une
faiblesse nerveuse générale, et où il s'agit d'augmenter les sécrétions et excrétions, ou de provoquer des évacuations critiques, ces moyens peuvent devenir plus ou moins nuisibles. Généralement leur usage n'est point indiqué pendant le
traitement même du rhumatisme chronique,
mais il convient assez souvent après la guérison
et pendant la convalescence, lorsque pour
maintenir la régularité des diverses fonctions et
pour prévenir des rechutes, il faut remédier à
la faiblesse en rétablissant le ton des parties solides. Les malades ne doivent rester que quelques
minutes dans le bain, au sortir duquel il est absolument nécessaire de réchauffer la peau et de
la frictionner fortement, afin de ranimer l'activité de cet organe. L'usage des bains froids sera
continué pendant plus ou moins de temps, selon

la constitution du malade; dans aucun cas il ne doit être trop prolongé.

§. En général il est impossible d'établir aucune règle pour fixer le temps pendant lequel les divers médicamens, dont il a été fait mention ci-dessus, doivent être continués. A cet égard, le degré d'intensité et d'ancienneté de la maladie, son caractère particulier, la constitution, soit générale, soit locale du malade, l'influence des causes capables de favoriser ou de contrarier l'action des médicamens, etc., etc., peuvent nécessiter les modifications les plus diverses ; les malades doivent donc s'en rapporter, à cet égard, au jugement du médecin, d'autant plus qu'il est souvent extrêmement difficile de déterminer le moment où l'effet d'un médicament est devenu proportionné au caractère et à la gravité de la maladie.

§§. Le *succès* de la cure du rhumatisme chronique dépend principalement du discernement du médecin, de son habileté à saisir, dans un cas quelconque, le *vice* qui constitue l'unique ou principal caractère de la maladie, et qui, par conséquent, doit être attaqué principalement ainsi que *l'ordre successif* dans lequel il faut combattre chacun en particulier, lorsque tous existent à-la fois, comme cela arrive dans la plupart des cas.

Les affections rhumatismales les plus anciennes et les plus compliquées, celles que la routine abandonne comme incurables, cèdent presque toujours à l'application éclairée de la méthode rationelle que je viens de développer.

§. Le traitement, comme nous avons vu plus haut, doit commencer par les résolutifs et apéritifs dans tous les cas où l'épaississement et la viscosité des humeurs est la cause unique ou principale du dérangement de la transpiration, et même toutes les fois que ce vice est assez prononcé pour exercer une certaine influence sur l'état général de l'organisme. La viscosité des humeurs pouvant être accompagnée d'un éréthisme ou d'une torpeur des nerfs, les résolutifs doivent dans certains cas être combinés avec des médicamens propres à les calmer ou à en relever l'activité et l'énergie. Souvent les résolutifs seuls suffisent pour la guérison des affections rhumatismales chroniques.

§. On commencera le traitement par les médicamens propres à rétablir la transpiration, lorsque la viscosité des humeurs n'existe pas, et dans tous les cas où le dérangement de la transpiration est la cause principale et le caractère essentiel de la maladie. Ils sont quelquefois suffisans pour obtenir une guérison complète. On doit, selon la diversité des cas, les combiner comme les résolutifs; en outre, il est quelquefois nécessaire de les combiner, dès le principe, avec des toniques et fortifians.

§. Les médicamens propres à rétablir le ton des parties solides, doivent être donnés, dès le commencement, toutes les fois que le relâchement et la faiblesse des parties solides sont l'unique ou principale cause du dérangement de la transpiration; mais d'ordinaire on doit y joindre l'usage des diaphorétiques, ou les combiner avec eux, surtout lorsque simultanément avec le dérangement de la transpiration il se manifeste une faiblesse assez prononcée, ce qui peut arriver lors même que la suppression de la transpiration n'est point la suite du relâchement indiqué. Le plus souvent l'emploi des toniques ne convient qu'après les résolutifs et les diaphorétiques, soit pour compléter la guérison, soit pour la consolider et prévenir des rechutes en affermissant l'énergie et la régularité des diverses fonctions. Selon les circonstances les toniques doivent être combinés avec des médicamens propres soit à calmer les nerfs, soit à en relever l'activité et l'énergie.

§. Lorsque le rhumatisme chronique montre une opiniâtreté extrême, par exemple lorsqu'il a pris un caractère *goutteux*, lorsqu'il est très *compliqué*, lorsqu'il existe une *cachexie ou dys-crasie rhumatismale*, etc., j'emploie divers médicamens dont je me sers également avec beaucoup de succès dans le *traitement de la goutte*. A cet égard je renvoie le lecteur à la *Monographie de la Goutte*, chapitre dernier.

§. Depuis trois ans j'ai souvent employé la teinture de *colchique* dans le traitement du rhumatisme récent sans fièvre, ainsi que du rhumatisme chronique invétéré; presque toujours j'ai eu à me louer de ce médicament. Plusieurs fois j'en ai vu des effets surprenans, et je n'hésite point à le regarder comme un des moyens les plus efficaces contre les affections rhumatismales, même très intenses et très enracinées. Je ne saurais déterminer la classe d'agens thérapeutiques à laquelle le colchique appartient de préférence; c'est pourquoi j'ai cru devoir lui consacrer une place à part. Dans tous les cas il est constant que le colchique possède à un haut degré des vertus narcotiques, purgatives et diurétiques; en outre il excite la transpiration. Mais ce que nous devons surtout prendre en considération, pour nous expliquer la grande efficacité du colchique

contre les affections rhumatismales, c'est l'effet
qu'il produit sur le chyle et le sang, ainsi que
sur la reproduction même de la substance organique; partout ce moyen active le procès de la
fluidification et de la dissolution, et ralentit celui
de la formation. Il est probable que c'est, au
moins en partie, par suite de ce dernier effet
qu'il augmente les diverses sécrétions et excrétions, principalement dans les cas où l'usage du
colchique, en petites doses, est continué pendant
quelque temps. Quant aux propriétés narcotiques de ce médicament, j'ai vu, après son usage,
se calmer en peu d'heures les douleurs *rhumatismales et goutteuses* les plus violentes. Simultanément on observe presque toujours une diminution de la chaleur animale et un ralentissement de l'activité du cœur et des vaisseaux; d'où
résulte une diminution dans la fréquence des pul-
sations du cœur et des artères. Ces derniers phénomènes me paraissent évidemment provenir de
l'effet narcotique que le colchique exerce sur les
nerfs; mais ce qui le distingue avantageusement
des autres narcotiques, c'est qu'il nuit beaucoup
moins aux fonctions digestives, surtout lorsqu'on
a soin d'en donner des doses modérées et de les
combiner convenablement. Quant à la dose du
colchique, aux précautions qu'exige son em-

ploi, etc., je renvoie le lecteur au traitement du rhumatisme inflammatoire.

§. Le *traitement local* peut exiger des modifications diverses et importantes, selon le caractère particulier de l'affection locale. Plus haut, en indiquant les divers médicamens, j'ai eu occasion de spécifier les cas où chacun d'eux convient en particulier. Voici les règles générales que l'on doit suivre à cet égard.

Si l'affection locale dénote un état de *congestion ou d'inflammation*, il faut avant tout recourir à des émissions sanguines locales, soit au moyen de sangsues, soit par des ventouses. Quelquefois, pour détourner le sang, il convient d'appliquer ces moyens non sur la partie affectée, mais sur une partie éloignée. Le régime doit être tempérant et adoucissant.

Lorsque l'affection locale se caractérise par un état *spasmodique*, nous devons employer localement les antispasmodiques et les narcotiques, par exemple l'opium et autres. Les bains et les frictions aromatiques conviennent également.

Lorsque la partie affectée manifeste un état de *relâchement, d'atonie*, par exemple lorsqu'il y a œdème, il convient d'employer localement les moyens excitans toniques et même astringens;

c'est alors que l'application prudente du froid peut produire les plus heureux effets.

Dans les cas où la partie affectée est dans un état *paralytique*, il convient de la frictionner avec les médicamens les plus pénétrans et les plus volatils, par exemple les huiles essentielles, les acides volatils, le tartre stibié, etc.; on peut également avoir recours à l'électricité et au galvanisme. Avec ces moyens on peut combiner ceux qui produisent une forte irritation de la peau, tels que les exutoires artificiels.

Si le siége de la maladie présente de *l'indura-tion* ou de la *callosité*, accompagnées de torpeur, nous devons avoir recours à l'application locale des médicamens fortement excitans et résolutifs, aux onguens irritans, aux sinapismes, vésica-toires, et autres exutoires posés dans le voisinage de la partie, ainsi qu'aux bains chauds, surtout aux bains salins.

Nous avons donné plus haut les détails néces-saires sur les diverses formes dans lesquelles les topiques doivent être employés.

§§. La diversité du *tempérament* influe beau-coup sur le choix des médicamens.

Chez les personnes dont le tempérament est très *sensible* et en même temps *faible*, les moyens les plus utiles sont les calmans et les nar-

cotiques, combinés avec des médicamens diaphorétiques et légèrement excitans. Localement
on emploie la chaleur, les frictions avec des
aromatiques et des spiritueux, les bains tièdes,
les bains de vapeurs.

Chez les personnes dont le tempérament est
faible, mais *peu sensible*, et chez lesquelles les
parties solides se trouvent dans un état d'atonie
et de relâchement, on doit s'attacher à rétablir
le ton de la fibre. Dans ces cas, les moyens les
plus convenables sont l'exercice, les frictions,
les médicamens âcres, surtout le *gayac*, ainsi
que les toniques roborans. Localement il convient d'employer les moyens qui produisent une
vive irritation de la peau ; de même les bains toniques et astringens ; à la fin des bains froids.

Les personnes *pléthoriques* peuvent avoir l'un
ou l'autre des tempéramens dont je viens de parler, et nous devons avoir égard à cette différence
dans le choix des médicamens. J'observe en outre
que chez les individus pléthoriques, nous remarquons souvent un ralentissement des sécrétions et
excrétions, et des accumulations de matières corrompues et nuisibles. C'est pour cette raison que
le *gayac* et d'autres remèdes de ce genre, doivent
être donnés à une dose assez forte pour procurer

des évacuations, quoique modérées; les cautères et autres exutoires sont également très utiles.

Chez les personnes dont le corps est *sec* et *peu sensible*, la tâche du médecin est d'introduire beaucoup de liquide, afin d'augmenter les sécrétions et excrétions; dans ces cas, les décoctions de bois de *gayac*, de racine de *gramen*, de *bardane* et autres, sont généralement très salutaires; les *amers résolutifs* conviennent également.

§. Lorsque pour remplir une indication du traitement, l'usage prolongé des médicamens devient nécessaire, il convient *d'alterner* avec les moyens ayant à-peu-près les mêmes propriétés, ou de les employer tantôt seuls, tantôt combinés les uns avec les autres. La raison en est que l'estomac, et à la longue le corps entier, peuvent insensiblement s'accoutumer à un médicament, au point que son impression finit par devenir nulle; quelquefois aussi nous y sommes forcés pour éviter les effets nuisibles que l'usage trop prolongé de divers médicamens peut produire. Mais en employant alternativement les divers remèdes qui possèdent des vertus à-peu-près semblables, ou en les combinant, on entretient et augmente leurs effets.

§. La difficulté de la guérison du rhumatisme chronique provient souvent de *l'affection secon-*

daire d'un autre organe, principalement du *canal intestinal* et de l'abdomen en général. Lorsque nous remarquons des symptômes de stagnation, d'engorgement, etc., dans les organes de l'abdomen, il est absolument nécessaire de commencer le traitement par l'usage des résolutifs et des laxatifs. Ce n'est qu'après avoir rétabli l'état normal des organes de l'abdomen, qu'il faut recourir aux médicamens propres à combattre l'affection rhumatismale elle-même ; cependant il est souvent permis de combiner dès le principe ces derniers avec des résolutifs et des laxatifs.

§. Lorsqu'une affection rhumatismale fixe a duré pendant très long-temps, nous pouvons d'ordinaire supposer que la reproduction même de la partie est plus ou moins altérée : c'est pour cette raison que dans les cas indiqués il est généralement nécessaire d'employer localement les moyens les plus énergiques et les plus pénétrans, tels que le cautère, le séton, l'électricité et autres.

DU RÉGIME.

Pour le succès du traitement du rhumatisme chronique, il importe surtout *d'arrêter l'influence nuisible* des causes occasionelles. Tout ce qui est capable de favoriser et d'entretenir le dérangement rhumatismal, doit être écarté avec beaucoup de soin. La malpropreté, le défaut d'exercice en bon air, le séjour dans un air humide, épais et corrompu, une habitation malsaine, un régime vicieux pour la quantité ou la qualité des alimens et des boissons, etc., s'opposent puissamment au succès du traitement et rendent souvent la guérison absolument impossible. D'après cela on conçoit aisément de quelle importance est le régime, dont le principal but est d'augmenter l'activité et l'énergie des fonctions végétatives de l'organisme. Il doit varier selon les habitudes des malades, leur manière de vivre et d'autres circonstances. Généralement il convient de s'abstenir de tous les alimens lourds et de digestion difficile, par exemple des haricots, des lentilles, des poids secs, de tous les mets gras, des pâtisseries grasses, etc. Les alimens salés ou fumés ne conviennent que dans des cas particuliers dont il sera parlé ci-après.

Les alimens les plus convenables sont un bon bouillon, dans lequel on fait cuire des racines, comme carottes, raves, poireaux et autres; de même tous les végétaux de facile digestion, tels que les scorsonères, la chicorée cuite, la sa-

lade cuite et d'autres mets semblables. La viande
fraîche, principalement la volaille, le veau et le
bœuf, ainsi que le gibier, conviennent également.
Parmi les poissons, les plus salutaires sont le
brochet et la truite; les sardines, les harengs,
le jambon cru et d'autres alimens salés ou fumés,
sont extrêmement salutaires lorsqu'il existe un
état pituiteux, principalement dans les organes
de la digestion.

Les meilleurs assaisonnemens sont la moutarde, le poivre, le gingembre, le raifort, les
baies de genièvre.

Le choix des boissons dépend de l'habitude
et des diverses particularités du tempérament des
malades; dans la plupart des cas, l'usage modéré d'un bon vin rouge convient le mieux.

Il faut que le malade mange à des heures fixes,
et qu'il règle la quantité de nourriture qu'il prend
à chaque repas.

§. La propreté, et en général tout ce qui con-
cerne la *culture de la peau*, sont des moyens indispensables, parce qu'ils influent puissamment
sur toutes les fonctions de cet organe, notamment sur la transpiration.

§. Un *exercice* proportionné aux forces, surtout les promenades et courses en plein air, les

voyages à pied, sont extrêmement salutaires : joints à des vêtemens de flanelle, ce sont, même dans beaucoup de cas, les plus sûrs moyens de rétablir et de maintenir l'état normal des fonctions de la peau, et de guérir par cela même des affections rhumatismales graves et invétérées.

La jouissance d'un *air pur, sec et chaud*, le séjour à la campagne, contribuent beaucoup à la guérison. Dans des cas où tous les moyens avaient été vainement employés, on a vu les malades se rétablir après avoir quitté un climat froid et humide pour habiter un pays plus chaud et plus sec. L'appartement du malade doit être bien exposé, sec, et sain sous tous les rapports.

§. Les meilleurs *vêtemens* sont ceux de flanelle; on fait porter aux malades des chemises et des caleçons de flanelle ; on les fait coucher dans des draps de cette étoffe, de manière que toute la peau soit continuellement entourée de laine ; en l'imprégnant de vapeurs de baies de genièvre, on en augmente les effets salutaires. Il est entendu qu'on doit changer souvent de vêtemens afin d'entretenir la propreté, et qu'il faut les quitter sur-le champ lorsqu'ils sont mouillés, soit par la pluie, soit par la transpiration.

DE QUELQUES ESPÈCES PARTICULIÈRES

DE RHUMATISME.

Lorsque le dérangement rhumatismal se manifeste à l'intérieur, la forme de la maladie dépend de la nature et des fonctions particulières de l'organe attaqué. Dans les systèmes de *nosologie*, les diverses maladies n'étant classées que suivant la différence de leurs symptômes et de leurs formes, on compte, parmi les maladies de tous les systèmes et organes, un très grand nombre d'affections qui, au fond, ne sont que des développemens particuliers du dérangement rhumatismal.

§. Parmi ces affections, une des plus fréquentes est le *rhumatisme, aigu et chronique, de l'estomac;* il se caractérise par une douleur dans la région de l'estomac; cette douleur n'est d'ordinaire que sourde et pressante lorsque l'affection se manifeste sous la forme chronique, tandis qu'elle est souvent assez vive lorsque sa forme est plus aiguë. En outre, presque tous les alimens et les boissons excitent des vomissemens qui n'évacuent que des alimens mêlés avec un peu de glaires.

Le rhumatisme chronique de l'estomac dégénère souvent en catarrhe chronique, et même en une phthisie pituiteuse de l'estomac; le rhumatisme aigu de cet organe peut dégénérer en une véritable gastrite.

§. Une autre affection de ce genre, est le *rhumatisme de la matrice*; il se prononce généralement par des douleurs assez violentes, tiraillantes ou déchirantes dans la région de la matrice; très souvent il entraîne une blennorrhée, quelquefois aussi des hémorragies de cet organe.

L'affection rhumatismale des *intestins* se manifeste principalement par une diarrhée.

§. Le traitement de toutes ces maladies est le même que j'ai indiqué plus haut. J'observe cependant que, dans ces cas particuliers, les *dérivatifs* sont les moyens les plus efficaces et les plus prompts. Du reste, la nature et les fonctions de l'organe attaqué, ses rapports avec les autres organes, influent beaucoup sur le choix, la combinaison et le mode d'application des médicamens. Le but de cet ouvrage ne me permet point d'entrer dans tous ces détails à l'égard des différentes maladies du *larynx*, de la *trachée-artère*,

du *poumon*, des *reins*, etc., provenant *d'un dérangement rhumatismal.*

§. Lorsque ce dérangement se fixe sur un nerf
quelconque, il en résulte une forme particulière
de maladie. A cette classe appartiennent souvent
la *prosopalgie* (douleur de la face), la *pédional-
gie* (douleur du pied), l'*odontalgie* (douleur de
dents), la *céphalalgie* (douleur de la tête), et
beaucoup d'autres affections semblables qui sont
généralement classées parmi les maladies des nerfs.
De la même cause provient souvent la sciatique.

LA SCIATIQUE.

Elle est caractérisée par les douleurs les plus
violentes, qui commencent à l'incisure sciatique,
et se propagent dans la direction du nerf sciatique ; c'est généralement dans la région de l'articulation du fémur qu'elles se manifestent avec
le plus de violence ; souvent elles s'étendent sur
toute la partie externe de la cuisse jusqu'au genou, jusqu'au condyle, même jusqu'à la plante
du pied ; les douleurs sont parfois tellement
violentes qu'il en résulte une insomnie complète,
une fièvre lente, un amaigrissement, etc. Assez
souvent elles entraînent une roideur, une insen-

sibilité, et même une paralysie du membre souf-
frant.

Le siége ordinaire et principal de cette maladie est dans le nerf sciatique, ce qui est prouvé
par la direction de la douleur, par les terminaisons de cette affection, et par les autopsies ca-
davériques ; ordinairement nous découvrons un
épanchement d'une liqueur séreuse dans les enveloppes du nerf ; souvent la subtance même du
nerf est atrophiée.

Cette maladie est souvent extrêmement opiniâtre, et toujours d'autant plus difficile à guérir
qu'elle est plus invétérée et plus enracinée.

§. On doit opposer à la sciatique le traitement
qui a été prescrit à l'égard du rhumatisme en général ; il doit varier selon que le caractère de la
maladie est inflammatoire, nerveux, etc. D'ordinaire les principaux moyens sont les *dérivatifs*.
On applique un grand vésicatoire sur l'articulation du fémur ; si au bout de deux jours on ne remarque point d'amélioration, on pose un second
vésicatoire au-dessus du genou, près de la pro-
tubérance du fémur ; si au bout de deux jours le
malade n'éprouve point de soulagement, un troisième vésicatoire doit être appliqué au-dessus du
condyle externe. Tous ces vésicatoires doivent
être maintenus en suppuration; les cautères, prin-

cipalement dans le voisinage de l'articulation du fémur et de celle du genou, opèrent souvent bien plus efficacement que les vésicatoires. En outre il ne faut négliger aucun des moyens généralement utiles dans les affections rhumatismales, par exemple les vêtemens de flanelle, les frictions, etc.

Intérieurement il convient d'employer la résine de gayac, l'opium, la liqueur de corne de cerf et l'éther. Dans les cas les plus graves qui résistent à tous les moyens ordinaires, le remède le plus efficace est le sublimé corrosif combiné avec le gayac, le camphre, l'opium, la belladona et autres. Extérieurement on emploie le même médicament sous forme d'onguent, dont on fait des frictions sur la plante du pied, à la dose d'une cuillerée à café par jour.

Quelquefois les violens drastiques, par exemple l'huile de térébenthine en fortes doses, ont opéré la guérison de la sciatique.

§. Parfois cette maladie est accompagnée d'une *pléthore locale;* alors nous remarquons toujours les symptômes de congestion et de plénitude dans les vaisseaux du bassin et de l'abdomen en général. Cette pléthore s'étend également sur les vaisseaux du nerf sciatique, y occasionne une irritation, et augmente la violence des symptômes de la sciatique. Les *hémorroïdes* sont la forme la plus ordinaire de la pléthore de l'abdomen dont il est question.

Dans le traitement de la sciatique cette complication exige des *égards particuliers*. Dans tous les cas où cette pléthore existe, nous devons avant tout la combattre par des émissions sanguines locales, soit en appliquant des sangsues à l'anus, soit en posant des ventouses aux cuisses ; au besoin ces applications doivent être réitérées plusieurs fois. En même temps on emploie intérieurement les légers laxatifs, et en général les médicamens qui augmentent les sécrétions et excrétions, dont un des plus efficaces est le soufre, combiné soit avec des sels, soit avec des amers.

DES MOYENS DE DÉTRUIRE LA DISPOSITION RHUMATISMALE.

La disposition rhumatismale se manifeste très souvent à la suite d'une violente affection rhumatismale, ou lorsque cette maladie a attaqué plusieurs fois le même individu ; lorsque cette disposition existe, la plus légère influence qui chez toute autre personne n'aurait produit aucun effet sensible, peut occasionner une affection rhumatismale plus ou moins grave.

Pour combattre cette disposition, il est d'abord essentiel que le malade évite avec le plus grand soin toutes les causes capables de produire un dérangement rhumatismal. Plus tard on doit s'attacher à diminuer la trop grande sensibilité de la peau et à fortifier convenablement cet organe. La fréquence du rhumatisme doit être principalement attribuée à notre manière de vivre, à la vie sédentaire, aux vêtemens trop chauds, et en général à la mollesse qui entraîne la faiblesse de l'organe cutané, et entretient de cette manière un germe perpétuel d'affections rhumatismales; chez les hommes qui font beaucoup d'exercice, qui vivent presque toujours en plein air, dont la peau est fortifiée par l'usage journalier des bains, le rhumatisme est une maladie presque inconnue. Ces mêmes moyens doivent nous servir, soit pour nous préserver de ces mêmes affections, soit pour combattre et détruire la disposition rhumatismale.

L'exercice est un des plus efficaces; il faut s'accoutumer à en faire tous les jours régulièrement, en plein air, quelque temps qu'il fasse; il doit être plus ou moins pénible, plus ou moins prolongé, ou être répété plusieurs fois dans la journée, selon que le permettent les forces du malade, ses occupations, etc.

Les bains doivent d'abord être pris tièdes ; peu à peu on en diminue la température ; à la fin on les prend froids. On peut, au besoin, les remplacer par des lavages d'eau fraîche suivis de frictions de toute la peau ; ces moyens non seulement débarrassent de toute malpropreté l'organe cutané, mais ils en fortifient puissamment tous les tissus, notamment les vaisseaux exhalans.

On doit souvent changer de linge de corps, afin d'entretenir la propreté si nécessaire pour la régularité des fonctions cutanées.

La manière de nous vêtir et de nous couvrir pendant le sommeil, doit à la vérité varier suivant la saison et la température, mais jamais nous ne devons nous couvrir ni trop chaudement ni trop légèrement.

Cette manière de vivre, lorsqu'elle est suivie avec prudence, régularité et persévérance, non seulement *préserve* de la disposition aux affections rhumatismales, mais elle la *détruit* dans les cas où elle s'est déjà formée.

DES SUITES DU RHUMATISME.

Le rhumatisme aigu et chronique peuvent laisser des traces très diverses dans les parties qui en ont été le siége.

Dans les cas où la maladie s'était manifestée dans une partie externe, ses suites principales sont :

1º Une *faiblesse* de la partie. Pour la dissiper il convient d'avoir recours aux frictions avec des médicamens fortifians, aux bains toniques, principalement aux bains ferrugineux, à l'usage interne des toniques et roborans ; on doit faire un exercice modéré de la partie, l'accoutumer insensiblement à l'impression de l'air, etc.

2º Une *enflure œdémateuse* causée par le relâchement, principalement des vaisseaux lymphatiques. Les principaux moyens curatifs sont au commencement les légères frictions et la chaleur sèche ; plus tard, l'usage des médicamens fortifians et astringens.

3º Une *roideur*. Elle doit être combattue par l'application locale des résolutifs et des fondans, par des bains chauds, et surtout par des douches et par l'exercice de la partie affectée.

4º Une *contracture*. Cet état exige l'emploi des stimulans les plus actifs, tels que l'électricité, ainsi que les dérivatifs les plus énergiques, tels que vésicatoire, séton, etc. ; en outre les moyens indiqués pour dissiper la roideur.

5º Une *insensibilité*, une *paralysie*. Alors il convient d'avoir recours aux lotions avec des médicamens âcres et stimulans, aux huiles essentielles, à l'électricité, etc.

Intérieurement on emploie les nervins volatils.

6o Une *induration* chronique d'une glande ou autre partie. Les moyens curatifs sont la chaleur, l'augmentation de la transpiration, les grands bains tièdes, contenant des substances résolutives, les frictions avec des résolutifs, par exemple avec un onguent composé de liniment volatil et d'onguent napolitain, avec l'onguent de digitale pourprée, avec du pétroléum, avec de l'huile camphrée, etc.

7o Des *ulcères*. Leur guérison exige d'ordinaire une amélioration générale et locale de l'assimilation et de la reproduction.

8o Des *éruptions cutanées*, telles que dartres, pemphigus, etc. Pour les combattre on doit continuer le traitement du rhumatisme chronique. Les principaux moyens sont les bains sulfureux, alcalins et salins; intérieurement, les préparations d'antimoine, la douce-amère, et d'autres moyens semblables.

§. Lorsque le rhumatisme s'est porté sur une partie interne, ses suites varient selon la différence de l'organe attaqué.

Une affection rhumatismale du *poumon* peut

être suivie de tubercules qui occasionnent tous les symptômes d'une pneumonie habituelle et produisent à la fin une véritable phthysie; d'une blennorrhée, etc.

L'affection rhumatismale du *canal intestinal* est fréquemment suivie d'un relâchement de cet organe, d'une diarrhée, etc., qui doivent être combattus d'abord par l'usage des narcotiques combinés avec les aromatiques mucilagineux; plus tard par celui des toniques et même des astringens.

En même temps il convient de frictionner le ventre avec des médicamens spiritueux, aromatiques et fortifians. Il faut, par tous les moyens possibles, favoriser et activer les fonctions cutanées, principalement par des vêtemens convenables, par des bains chauds, et en général par un régime diaphorétique.

Lorsque *l'estomac* a été attaqué, il reste quelquefois un manque d'appétit, une digestion faible et laborieuse, des flatuosités après les repas, etc. Dans ce cas il convient d'employer les moyens que je viens d'indiquer, et en outre une nourriture aromatisée et facile à digérer, un bon vin rouge, etc.

Une *esquinancie* chronique, un *enrouement* continuel, etc., peuvent également être les suites d'une affection rhumatismale. Un régime diaphorétique général, pour augmenter la transpiration, et plus tard l'emploi local des fortifians, sont les meilleurs moyens pour combattre ces diverses affections.

DU FAUX RHUMATISME.

Diverses maladies produisent des symptômes plus ou moins semblables à ceux qui caractérisent le rhumatisme, et peuvent par conséquent donner lieu à des erreurs graves; de là vient que souvent on a cru traiter une affection rhumatismale lorsque la maladie était toute autre ; de là vient aussi qu'on a recommandé pour la guérison du véritable rhumatisme, des médicamens qui ne doivent point être employés dans cette maladie. Pour nous préserver d'erreurs semblables, il importe de bien connaître les diverses affections qui prennent une forme plus ou moins semblable à celle du rhumatisme et peuvent être confondues avec cette dernière maladie.

§. Parmi ces affections il faut remarquer d'abord la *syphilis*, qui occasionne fréquemment un tiraillement et des déchiremens douloureux dans les membranes, ligamens, etc., des parties externes; la maladie syphilitique est alors généra lement invétérée, et pour cette raison il est toujours nécessaire d'examiner toute la vie passée du malade; si cet examen scrupuleux et détaillé nous a convaincu de l'existence d'une affection syphilitique, alors il est urgent d'avoir recours aux préparations mercurielles avec lesquelles nous combinons les moyens curatifs du rhumatisme.

Selon la constitution du malade, la disposition des organes digestifs, etc., ces divers médicamens doivent être combinés tantôt avec un narcotique tel que la ciguë, l'opium, la belladona; tantôt avec les âcres, tels que le sénéga, le gingembre, la résine de gayac; tantôt avec les nervins volatils, tels que le camphre. Dans beaucoup de cas, une des meilleures combinaisons est avec les préparations d'antimoine.

§. La *rentrée* de diverses acrimonies, par exemple après la suppression d'une éruption cutanée, après la guérison trop prompte d'un ulcère, etc., est souvent suivie de douleurs rhumatismales. Quoique ces affections ne soient pas des rhumatismes véritables, leur guérison exige le même traitement, par la raison qu'elles proviennent également de la suppression d'une excrétion cutanée; avec cette différence que dans le rhumatisme c'est l'excrétion naturelle de la peau qui est dérangée, tandis que dans les cas dont nous parlons il y a suppression d'une excrétion morbide. J'observe seulement que dans ces affections l'on doit principalement s'attacher à opérer une augmentation de l'excrétion cutanée au moyen d'un vésicatoire perpétuel de Janin, d'un emplâtre de poix ou d'un exutoire artificiel quelconque. Lorsqu'un ulcère s'est cicatrisé trop promptement, les moyens indiqués doivent être appliqués le plus près possible de la partie où l'ulcère avait existé. Intérieurement nous employons le soufre dans les cas où les douleurs se sont manifestées après la suppression d'une gale; les préparations d'antimoine, lorsque la rentrée d'une dartre en a été la cause.

Nous observons des suites semblables après la suppression d'une sécrétion quelconque, notamment d'une sécrétion muqueuse; après la cessation subite d'une perte blanche ou d'une forte diarrhée muqueuse, il se manifeste parfois des douleurs vraiment rhumatismales; alors il est souvent nécessaire de rétablir la sécrétion supprimée. Du reste, le traitement est celui que je viens d'indiquer. J'observe encore que ces diverses maladies proviennent souvent elles-mêmes d'un dérangement rhumatismal, et lorsqu'elles viennent à être supprimées, le rhumatisme ne fait que se reproduire sous une autre forme.

§. Le *scorbut* occasionne également des dou-leurs et des tiraillemens dans les membres. Le diagnostic est facile, et il n'y a qu'un observateur superficiel qui pourrait être induit en erreur. Le traitement est celui du scorbut.

§. Des embarras dans les *voies digestives* occasionnent fréquemment des accidens semblables à ceux que produit le rhumatisme. Généralement ces accidens sont accompagnés des symptômes qui annoncent l'embarras gastrique. Dans ce cas il faut examiner si l'embarras gastrique a précédé les douleurs rhumatismales, ou si ces dernières ont existé avant le dérangement des voies digestives. D'ordinaire il est urgent de combattre d'abord l'embarras gastrique. Si après l'avoir éloigné, les douleurs ne cessent point, alors nous devons avoir recours aux médicamens utiles dans les affections rhumatismales.

§. L'usage prolongé, quoique en petites doses, de diverses *préparations metalliques*, occasionne très souvent des accidens semblables à ceux du rhumatisme chronique. Parmi ces préparations je citerai principalement celles de mercure, de plomb et d'arsenic. C'est surtout à la suite de l'abus du mercure, dans le traitement des maladies syphilitiques, et lorsque le malade, pendant la

14

durée de la cure, s'est exposé à des refroidissemens, que nous remarquons les effets indiqués.
Pour reconnaître cette cause il faut examiner l'é-
tat antérieur du malade, la manière dont le
mercure a été introduit, la force des doses, la
durée du traitement, etc. Les principaux moyens
curatifs sont les bains chauds sulfureux, naturels ou artificiels, et l'usage interne des préparations de soufre combinées avec l'opium.

Les effets nuisibles du plomb sont quelquefois
entièrement méconnus, parce que ce métal peut
être introduit dans le corps sans que le malade
s'en aperçoive, par exemple par l'usage d'un vin
contenant du plomb, de diverses espèces de
rouge, etc. Les bains tièdes et l'usage interne
de l'opium, sont les moyens les plus efficaces
dans les cas dont il est question.

FIN.

TABLE

DES MATIÈRES.

TABLE

DES MATIÈRES.

INTRODUCTION.

Pag. 1—9.

Conditions absolues de la vie. De la sensibilité. De l'irritabilité. De la vie végétative. Sa haute importance. Organes du système végétatif. Réception et expulsion, ou Assimilation et excrétion. De l'équilibre entre ces deux fonctions. Caractères généraux des maladies provenant d'une assimilation excessive ; de celles provenant de l'affaiblissement de l'assimilation ; de celles causées par un excès d'excrétion ; de celles provenant du ralentissement des fonctions excrétoires.

DES FONCTIONS DE LA PEAU.

Pag. 11—31.

Remarques générales. Sens du toucher. Fonction assimilatrice de la peau. De l'excrétion cutanée. Perspiration. Transpiration. Conditions de l'intégrité des fonctions de la peau. Action de ses nerfs ; de quelles manières elle peut s'altérer. Action de ses vaisseaux sanguins ; de quelles manières elle peut s'altérer. Action de la vie végétative ; de quelles manières elle peut s'altérer. Action de ses vaisseaux exhalans et

lymphatiques ; de quelles manières elle peut être dérangée. Causes internes du dérangement des fonctions
cutanées. Effets que produit ce dérangement, soit
dans la peau elle-même, soit dans d'autres organes et
systèmes. Causes matérielles et dynamiques de ces divers effets. De l'intervalle entre le dérangement des
fonctions cutanées et les maladies.qui peuvent en
résulter dans d'autres organes. Caractère de ces maladies secondaires. Importance des considérations présentées ci-dessus.

DÉRANGEMENT RHUMATISMAL.

Pag. 33—49.

Définition de la maladie ; ses causes. De l'influence de
l'air. De la disposition rhumatismale ; d'où elle vient.
De l'épaississement et de la viscosité des humeurs ;
ses causes. Du faux rhumatisme. De l'effet dynamique des causes occasionnelles du rhumatisme. De leur
effet matériel. Matière perspirable retenue. Preuve
de l'existence de cette cause matérielle. Réfuta-
tion de l'opinion de ceux qui nient son existence. Ré-
sumé.

APERÇU GÉNÉRAL

DES SYMPTÔMES ET DES FORMES DU RHUMATISME.

Pag. 51—62.

Du rhumatisme fébrile et non fébrile. Du rhumatisme
siégeant dans les diverses parties externes. De celui
siégeant dans les parties internes. Diversité que peut
présenter la marche de la maladie lorsqu'elle attaque

une partie interne. Du degré d'extension du rhumatisme. Degré de son intensité. Durée de la maladie.
De ses crises. Transpirations et urines critiques. Des
évacuations alvines.

DES DIVERSES ESPÈCES DE RHUMATISME.

Pag. 63—72.

Divers degrés de l'action intérieure des causes occasionnelles du rhumatisme. Rhumatisme fébrile simple.
a. Premier degré. *b*. Second degré. Rhumatisme fébrile inflammatoire. Espèces de rhumatisme qui dépendent de l'organe ou du système qu'il attaque.
Rhumatisme fébrile gastrique. Rhumatisme avec fièvre nerveuse; avec esquinancie; avec catarrhe, pulmonie, pleurésie, etc. Du rhumatisme récent non
fébrile. Du rhumatisme chronique invétéré. Sa Nature et son caractère. Son siége externe. Son siége interne. Affections rhumatismales chroniques des organes de la poitrine; des voies digestives; des organes
urinaires et sexuels; des membranes du cerveau et
des narines; des organes des sens; d'un nerf quelconque.

DESCRIPTION

DES DIVERSES ESPÈCES DE RHUMATISME.

Pag. 73—94.

DU RHUMATISME FÉBRILE SIMPLE.

Symptômes de la maladie. Sa marche et sa durée. Ses
crises. Son traitement. Danger de l'abus de la mé-

thode débilitante et évacuante. *a.* Premier degré de la maladie. Ses symptômes. Son traitement local et général. Des médicamens à employer. Fréquence de cette maladie chez les enfans. *b.* Second degré du rhumatisme fébrile simple. Caractère de ses symptômes. Traitement. *Premier cas.* — Chez les personnes d'une constitution robuste et d'un tempérament sanguin. *Second cas.* — Chez les personnes d'une constitution faible et d'un tempérament très nerveux. Des transpirations profuses. *Troisième cas.* — Chez les personnes d'une constitution faible et d'un tempérament flegmatique, insensible.

DU RHUMATISME FÉBRILE INFLAMMATOIRE.

Pag. 94—106.

Symptômes de la maladie. Ses causes. Sa marche et sa durée. Ses crises. Danger de cette maladie. Importance d'une méthode de traitement prompte et sûre. Méthode de l'auteur. De la saignée générale. Danger de l'abus de ce moyen. Des boissons convenables dans la première période de la maladie. Régime. Évacuations alvines. Médicamens diaphorétiques. Efficacité surprenante de la teinture de colchique. Du traitement local. Traitement lorsque l'affection locale se termine par la suppuration.

DU RHUMATISME FÉBRILE GASTRIQUE.

Pag. 106—110.

Symptômes de la maladie. Sa fréquence. Diversité de son origine. De l'emploi des vomitifs et des purgatifs.

Indication des autres médicamens qu'exige la cure de cette maladie.

DU RHUMATISME AVEC FIÈVRE NERVEUSE.

Pag. 110—121.

Diversité de son origine. Ses causes. Ses symptômes locaux et généraux. Sa marche. De la suppression de l'affection rhumatismale. Son transport sur d'autres organes. Danger de la maladie en général. Ses crises. Son traitement. Règles générales et importantes pour éviter les moyens nuisibles et dangereux. Détermination du cas où l'on peut avoir recours à un vomitif. Cure pendant la première période de la maladie. Des médicamens le plus généralement salutaires. Du camphre. De l'opium. Du calomélas. Du quinquina. Des vésicatoires. Traitement local. Circonspection qu'il exige. Des transpirations profuses et nuisibles. De la suppression de l'affection rhumatismale. Des moyens qui doivent être employés en pareil cas.

DU RHUMATISME RÉCENT SANS FIÈVRE.

Pag. 123—132.

Symptômes de la maladie. Ses causes. Son traitement. Des moyens à employer dans les cas où la maladie est très récente. Manière de s'en servir, suivant le tempérament du malade. Des médicamens salutaires dans des cas plus opiniâtres. De la grande utilité des topiques. Des vésicatoires. De l'emploi de la chaleur; de la flanelle et du taffetas ciré; des sachets remplis

de fleurs de plantes aromatiques , etc. ; de divers
emplâtres. Emploi d'un haut degré de chaleur. Des
frictions. Des fumigations. Des topiques les plus
efficaces d'après l'expérience de l'auteur.

DU RHUMATISME CHRONIQUE,

INVÉTÉRÉ ET HABITUEL.

Pag. 135—191.

Diversité des causes internes de cette maladie. Diminution et suppression de la transpiration. Ce qui peut
y donner lieu. Viscosité et acrimonie des humeurs.
Atonie des parties solides. Influence des tempéramens sur le caractère de cette maladie. Influence de
certaines complications.

Symptômes du rhumatisme chronique. Des suites qu'il
peut laisser. Des crises. Difficultés du traitement. Du
siége interne de cette maladie. De la guérison du
rhumatisme chronique. Indication des médicamens
propres à corriger la viscosité des humeurs. Quels
sont les cas où ils doivent être mis en usage ? Indication des moyens propres à rétablir la transpiration.
Dans quels cas ils doivent être employés. L'atonie
des parties solides peut être compliquée par une trop
grande sensibilité ou par une torpeur des nerfs. Indication des moyens propres à calmer la trop grande
sensibilité et l'irritation des nerfs. De l'emploi des
dérivatifs. Indication des moyens pour éloigner la
torpeur des nerfs. Des moyens les plus efficaces pour
rétablir le ton des parties solides. Dans quels cas ils
doivent être employés. De la durée du traitement.

De l'ordre dans lequel les moyens indiqués doivent être employés suivant l'origine et le caractère du rhumatisme chronique. Des cas où la guérison du rhumatisme chronique exige le traitement de la goutte. De l'emploi et des effets surprenants du colchique dans les affections rhumatismales. Règles concernant le traitement local de cette maladie. Sur le choix des médicamens suivant la diversité du tempérament des malades. Indication des divers tempéramens. Manière de s'y prendre lorsque la cure exige beaucoup de temps. Des affections secondaires qui peuvent compliquer le rhumatisme chronique.

Du régime. Des alimens nuisibles. Des alimens salutaires. Des assaisonnemens. Des boissons. De la culture de la peau. De l'exercice. De l'air. Des vêtemens. *p.* 191.

De quelques espèces particulières de rhumatisme. *p.* 175.

Affection rhumatismale de l'estomac et des intestins. *p. ibid.*

Rhumatisme de la matrice. *p.* 196.

De la sciatique. Son traitement. Ses complications. *p.* 197.

Des moyens de détruire la disposition rhumatismale. *p.* 200.

Des suites du rhumatisme. *p.* 202.

Du faux rhumatisme. *p.* 206.

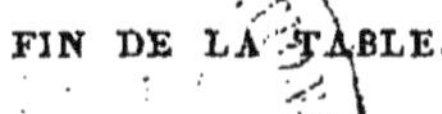

FIN DE LA TABLE.

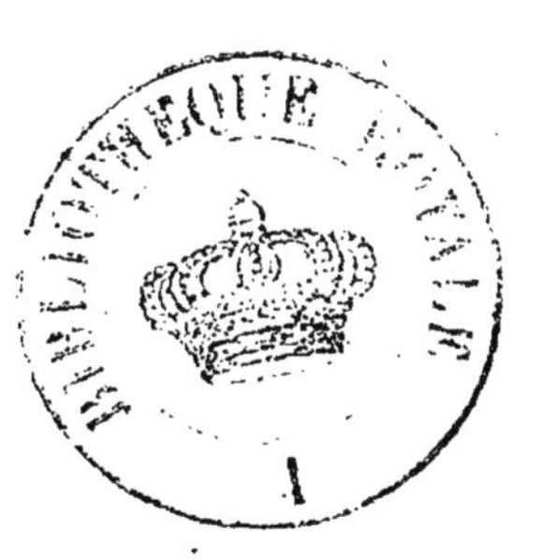
BIBLIOTHEQUE ROYALE

www.ingramcontent.com/pod-product-compliance
Ingram Content Group UK Ltd.
Pitfield, Milton Keynes, MK11 3LW, UK
UKHW020823120726
13693UKWH00002B/437